Archives of Animal Nutrition

Archiv für Tierernährung

VOLUME 37 · DECEMBER 1987 · NUMBER 12

FOUNDED BY ERNST MANGOLD
EDITED BY HANS BERGNER

AKADEMIE-VERLAG BERLIN

SSN 0003-942X Arch. Anim. Nutr., Berlin 37 (1987) 12, 1055–1140

Archives of Animal Nutrition covers the following topics: Biochemical and physiological foundations of animal nutrition with emphasis laid on the following aspects: Protein metabolism, metabolism of non-protein-nitrogen compounds, energy transformation, mineral metabolism, vitamin metabolism, nutritional effects and performance criteria, furthermore: practical animal feeding, feedstuff theory, feedstuff preservation and feedstuff processing.

We accept for publication:

Original manuscript not yet published in other journals and not intended for publication in other journals in the same form. Their length should not exceed 12 printed pages.

Manuscripts are to be sent to Prof. HANS BERGNER, Wissenschaftsbereich Tierernährung der Sektion Tierproduktion und Veterinärmedizin, Humboldt-Universität zu Berlin, Invalidenstr. 42, DDR - 1040 Berlin. We request the authors to submit their manuscripts typed double-spaced and ready for print. The institution which the paper originates will be mentioned together with the author's name in the title of the paper.

The author is requested to discuss and summarize the results of his work at the end of the manuscript.

Author's names in the manuscript are to be underlined with a red wavy line. We request you to underline italics with a black or blue wavy line. Small print is to be indicated by a black or blue vertical line on the margin. Bibliographic data in the text are given with the name of the author and the year of publication, in case of several publications in one year, a, b, c etc. are added according to the sequence of the publications in the bibliography, e.g. MEYER (1985 a). In the bibliography the papers are arranged alphabetically according to the name of the first author and quoted as follows: surname, first name, journal, volume, page and year.

Illustrations have to be restricted to the necessary minimum and to be enclosed separately. Indicative lines, letters etc. are to be entered in pencil. For photographes, a cover sheet should be used for this. The captions of the illustrations are to be listed on an extra sheet.

The authors receive 50 special prints of their contributions free of charge.

Terms of Subscription

Orders for the journal "Archives of Animal Nutrition" can be sent

- *in the GDR:* to the Postzeitungsvertrieb or to the Akademie-Verlag Berlin, Leipziger Str. 3–4, DDR - 1086 Berlin;
- *in the other socialist countries:* to a book-shop for foreign language literature or to the competent news-distributing agency;
- *in the FRG and Berlin (West):* to a book-shop or to the wholesale distribution agency Kunst und Wissen, Erich Bieber OHG, Wilhelmstr. 4–6, D - 7000 Stuttgart 1;
- *in the other Western European countries:* to Kunst und Wissen, Erich Bieber GmbH, General-Wille-Str. 4, Ch - 8002 Zürich;
- *in other countries:* to the international book- and journal-selling trade, to Buchexport, Volkseigener Außenhandelsbetrieb der DDR, Postfach 160, DDR - 7010 Leipzig, or to the Akademie-Verlag Berlin, Leipziger Str. 3–4, DDR - 1086 Berlin.

Zeitschrift „Archives of Animal Nutrition"

Herausgeber: Im Auftrag des Akademie-Verlages Berlin herausgegeben von Prof. Dr. Hans Bergner.

Verlag: Akademie-Verlag Berlin, Leipziger Str. 3–4, DDR - 1086 Berlin.

Fernruf: 2 23 62 01 oder 2 23 62 29, Telex-Nr.: 11 44 20.

Bank: Staatsbank der DDR, Berlin, Kto.-Nr.: 6836-36-20712.

Chefredakteur: Prof. Dr. sc. Hans Bergner.

Anschrift der Redaktion: Humboldt-Universität zu Berlin, Invalidenstr. 42, DDR - 1040 Berlin.

Veröffentlicht unter der Lizenznummer 1274 des Presseamtes beim Vorsitzenden des Ministerrates der Deutschen Demokratischen Republik.

Gesamtherstellung: VEB Druckerei »Gottfried Wilhelm Leibniz«, DDR - 4450 Gräfenhainichen.

Erscheinungsweise: Archives of Animal Nutrition erscheint jährlich in einem Band mit zwölf Heften.

Bezugspreis je Band 360,– DM (zuzüglich Versandspesen); Preis je Heft 30,– DM.

Der gültige Jahresbezugspreis für die DDR ist der Postzeitungsliste zu entnehmen.

Bestellnummer dieses Heftes: 1010/37/12.

AN (EDV) 39 532

02000

ARCHIVES OF ANIMAL NUTRITION
ARCHIV FÜR TIERERNÄHRUNG
VOLUME 37 · DECEMBER 1987 · NUMBER 12

Arch. Anim. Nutr., Berlin 37 (1987) 12, 1055–1064

Forschungszentrum für Tierproduktion Dummerstorf-Rostock
der Akademie der Landwirtschaftswissenschaften der DDR
Bereich Tierernährung „Oskar Kellner"

W. Jentsch

Untersuchungen zum Energiebedarf weiblicher Jungrinder

3. Mitteilung

Reproduktion und Konzeptionsprodukte

1. Einleitung

Im Rahmen mehrjähriger Untersuchungen zum Energiebedarf weiblicher Jungrinder mit unterschiedlicher Aufzuchtintensität wurde das Ziel verfolgt, Grundlagen für die Ableitung von Energiebedarfsnormen aus Energie- und Stoffumsatzmessungen zu erarbeiten. In der 1. Mitt. (Schiemann u. a., 1987b) wurde eine Übersicht über das Versuchsprogramm sowie über angewandte Methoden, das verwendete Tiermaterial und über dessen Lebendmasseentwicklung gegeben. In der 2. Mitt. (Schiemann u. a., 1987a) sind Ergebnisse über den Energie- und Stoffumsatz der Kälber und Jungrinder dargestellt. Im Rahmen der Untersuchungen wurde besonderer Wert darauf gelegt, die Messungen des Gesamtstoffwechsels unmittelbar bis zur Abkalbung vorzunehmen und die Konzeptionsprodukte im einzelnen zu erfassen, um die Kenntnisse über den Wirkungsgrad der Energieumsetzungen für die Ausbildung der Konzeptionsprodukte weiter vertiefen zu können.

2. Material und Methodik

Von den in den 6 Versuchen erfolgten 31 Abkalbungen wurden von allen Kälbern die Geburtsmassen exakt erfaßt. Da die Tiere des 1. Versuches vor der 2. Abkalbung und die Tiere des 2. Versuches kurz vor der Abkalbung an den Produktionsbetrieb zurückgegeben werden mußten, konnten von diesen 8 Tieren die Massen der Fruchthäute (fetale Membranen) und Geburtsflüssigkeiten nicht ermittelt werden; sie liegen von 23 der 31 Abkalbungen vor.

Eine analytische Aufarbeitung der Konzeptionsprodukte erfolgte nicht. Es wurden die in früheren Untersuchungen (s. Henseler und Jentsch, 1973) ermittelten Ergebnisse, die in Tab. 1 zusammengestellt sind, bei der weiteren Auswertung zugrunde gelegt.

Tabelle 1 (Table 1)

Trockensubstanz-, Energie- und Stickstoffgehalt der Konzeptionsprodukte von Rindern in der Originalsubstanz zum Zeitpunkt der Geburt der Kälber (nach HENSELER und JENTSCH, 1973) (Dry matter, energy and nitrogen content of conception products in fresh matter at time of calving, analysis from HENSELER and JENTSCH, 1973)

	TS (DM) g/kg	Energie (Energy) kJ/g	*N* %
Kalb (Calf)	253	5,40	2,67
Fruchthäute (Fetale membranes)	95	2,01	1,23
Geburtsflüssigkeiten (Fluids)	38	0,54	0,46

Der totale N-Ansatz in den Konzeptionsprodukten zum Zeitpunkt der Geburt wurde nach JAKOBSEN (1956) anteilmäßig den präpartalen Versuchsperioden nach der folgenden Funktion zugeordnet:

$$N = 0{,}0182 \cdot 7{,}76\, e^{0{,}0182\, t} \cdot \frac{N_{KP}\ (\text{experimentell ermittelt})}{N_U\ (\text{nach Jakobsen})}$$

N = N-Ansatz (g/Tag) in den Konzeptionsprodukten

t = Tage nach der Konzeption

N_{KP} = N-Ansatz in den Konzeptionsprodukten in g zum Zeitpunkt der Geburt

N_U = N-Ansatz im Uterus in g zum Zeitpunkt der Geburt (nach JAKOBSEN, 1956)
$= 7{,}76\, e^{0{,}0182\, t}$

Der N-Ansatz des Muttertieres ist gleich der Differenz zwischen dem Gesamt-N-Ansatz und dem N-Ansatz der Konzeptionsprodukte.

Die zum Zeitpunkt der Abkalbung ermittelte Energie der Konzeptionsprodukte wurde nach JAKOBSEN u. a. (1956/57) den präpartalen Versuchsperioden anteilmäßig zugeordnet.

$$E = 0{,}0174 \cdot 1742{,}6\, e^{0{,}0174\, t} \cdot \frac{E_{KP}\ (\text{experimentell ermittelt})}{E_U\ (\text{nach Jakobsen u. a.})}$$

E = Energieansatz (kJ/Tag) in den Konzeptionsprodukten

t = Tage nach der Konzeption

E_{KP} = Energieansatz in den Konzeptionsprodukten in kJ zum Zeitpunkt der Geburt

E_U = Energieansatz im Uterus in kJ zum Zeitpunkt der Geburt nach JAKOBSEN u. a. (1956/57)
$= 1742{,}6\, e^{0{,}0174\, t}$

Der Energieansatz des Muttertieres ist gleich der Differenz zwischen dem gemessenen Gesamtansatz und dem berechneten Ansatz der Konzeptionsprodukte.

3. Ergebnisse und Diskussion

3.1. Besamungshäufigkeit

Aus einer Kurzcharakteristik zu den einzelnen Versuchen (s. 1. Mitt., SCHIEMANN u. a., 1987b) ist zu entnehmen, daß in 5 von 6 Versuchen der Versuchsbeginn mit Kälbern im Alter von 2–4 Wochen festgelegt war. Die Tiere mußten entsprechend dem Versuchsprogramm zum vorgesehenen Zeitpunkt besamt werden, damit die beabsichtigte Variation im Erstkalbealter gegeben war.

In Tab. 2 ist die Besamungshäufigkeit im Mittel der Versuche 1–6 aufgeführt.

Tabelle 2 (Table 2)
Anzahl der Besamungen der Versuchstiere im Mittel der Versuche 1–6 (Numbers of inseminations of the animals, mean values of experiments 1–6)

Versuch (Experiment)	n	Anzahl der Besamungen (Number of inseminations)
1a	5	2,0 (1–4)
1b	4	2,2 (1–4)
2	4	2,0 (1–4)
3	4	1,2 (1–2)
4a	5	3,6 (2–6)
4b	4	1,2 (1–2)
5	4	1,2 (1–2)
6	5	1,2 (1–2)

Für die Versuche 1 und 4 erfolgte eine Unterteilung, weil im 1. Versuch die Tiere nach der 1. Abkalbung – die Tiere wurden nicht angemolken – nochmals besamt und bis zur 2. Abkalbung für Gesamtstoffwechselversuche verwendet wurden und im 4. Versuch mit der 1. Tiergruppe Komplikationen hinsichtlich des Besamungsergebnisses auftraten. Die Tiere der Versuche 2 und 4b wurden tragend vom Produktionsbetrieb übernommen.

Bei den Konzeptionsergebnissen bestehen zwischen den Versuchen charakteristische Unterschiede. Die intensive Ernährung der Kälber bis zur Besamung der Jungrinder im Versuch 1 führte zu einem Konzeptionsergebnis bei 5 von 8 Tieren. Die Besamung erfolgte nach der 1. bzw. 2. Brunst der Jungrinder mit mittleren Lebendmassen von 250 kg. Das Befruchtungsergebnis ist zu diesem Zeitpunkt mit 2 Besamungen pro Tier und einem Trächtigkeitsergebnis von 62 % noch befriedigend. Der Anteil von 2 Schwerstgeburten bei 5 Abkalbungen ist bedenklich. Hohe Konzentratfutteranteile von 50 ... 60 % in der Ration bis zur Besamung der Tiere im Versuch 4 führte zu frühem Brunstbeginn, regelmäßiger Brunst, aber auch nach im Mittel 3,6 Besamungen trat bei keinem Tier eine Befruchtung ein. In den Versuchen 3, 5 und 6 mit 75 ... 100 % Grobfutter in den Rationen waren die Befruchtungsergebnisse gut. In Versuch 3 und 6 wurden alle Tiere nach 1- bis 2maliger Besamung tragend. Nur ein Tier aus dem Versuch 5 (in Tabelle 2 nicht aufgenommen) konzipierte nicht rechtzeitig, wurde zusammen mit den Tieren des Versuches 6 nochmals besamt und mit 695 Tagen Alter tragend. In den Tabellen 3 und 4 sind die Angaben für dieses Tier getrennt in der letzten Zeile aufgeführt. Gesamtstoffwechselversuche wurden mit diesem Tier nur in der präpartalen Zeit vorgenommen.

3.2. Konzeptionsalter und -massen

Angaben zum Alter und zur Lebendmasse bei der Konzeption und der Abkalbung sind in Tab. 3 enthalten.

Tabelle 3 (Table 3)
Angaben zur Reproduktion (Information about reproduction)

Versuch (Experiment)		Konzeption (Conception)		Abkalbealter (Age at calving)	Trächtigkeit (Gestation)	Lebendmasse des Muttertieres (Live weight of the mother)		
		Alter (Age)	Masse (Live weight)			vor (before) Abkalbung (Calving)	nach (after)	Differenz (Difference)
Nr.	n	Tage (Days)	kg	Tage (Days)	Tage (Days)	kg	kg	kg
1[1]	5	294 ± 36	266 ± 28	576 ± 39	282 ± 7	475 ± 25	414 ± 29	61
1[2]	4	648 ± 49	446 ± 36	926 ± 53	278 ± 4	594 ± 31	526 ± 29	68
2	4	526 ± 34	–	808 ± 32	282 ± 2	545[3] ± 26	–	–
3	4	633 ± 13	368 ± 28	911 ± 12	278 ± 4	509 ± 48	454 ± 52	55
4	4	499 ± 6	–	782 ± 6	283 ± 4	505 ± 13	445 ± 37	60
5	4	528 ± 21	429 ± 37	809 ± 24	281 ± 2	556 ± 38	495 ± 35	61
6	5	534 ± 15	426 ± 24	817 ± 17	283 ± 6	564 ± 33	508 ± 32	56
6	1	695	491	979	284	577	508	69

[1] 1. Abkalbung (1th calving)
[2] 2. Abkalbung (2nd calving)
[3] 11 Tage vor der Abkalbung (11 days before calving)

In Tab. 3 wird die für eine gute Ausgangsposition für die Bedarfsableitung erforderliche Variation in Konzeptionsalter und -massen ausgewiesen. Selbst unter Ausklammern des Versuches 1, der für die praktische Anwendung bei der Reproduktion von Rindern keine Relevanz hat, liegt das Konzeptionsalter im Mittel der Versuche zwischen 500 und 630 Tagen und die Konzeptionsmasse zwischen 370 und 420 kg. Die Trächtigkeitsdauer betrug im Mittel der Tiere der einzelnen Versuche 278 bis 283 Tage.

Obwohl die Paralleltierzahl für verallgemeinerungsfähige Aussagen zum Reproduktionsgeschehen zu gering ist, ergeben sich einige Feststellungen zur Beziehung zwischen Intensität der Aufzucht bei bewegungsarmer Haltung und dem Trächtigkeitsergebnis. Intensive Aufzucht ist mit früher Zuchtbenutzung zu koppeln, um befriedigende Besamungsergebnisse zu erreichen (s. Versuch 1; 250 kg Lebendmasse und 9 bis 10 Monate Alter bei Besamungsbeginn; und s. Versuch 4; 360 kg Lebendmasse und 15 bis 16 Monate Alter bei Besamungsbeginn ohne Befruchtungsergebnis bei 3,6 Besamungen/Tier).

Spätere Zuchtbenutzung – mindestens 370 bis 390 kg Lebendmasse bei der Konzeption – führt dann zu gutem Besamungserfolg, wenn die Tiere ab 10. Lebensmonat bei hohem Grobfuttereinsatz verhalten aufgezogen werden und mit etwa 28 bis 30 Monaten Alter abkalbén (s. Versuche 5, 6 und 3).

3.3. Angaben zu den Konzeptionsprodukten

Die Differenz der Lebendmassen der Tiere vor und nach der Abkalbung (s. Tab. 3) entspricht mit Ausnahme des Versuches 1b der Summe der Konzeptionsprodukte (s. Tab. 4).

Tabelle 4 (Table 4)
Angaben zu den Konzeptionsprodukten (Dates about conception products)

Versuch (Experiment)	Geschlecht der Kälber (Sex of Calves)		Konzeptionsprodukte (Conception products)						
	männl. (male)	weibl. (female)	Kalb (Calf)		Fruchthäute (Fetal membranes)		Flüssigkeiten (Fluids)		Summe (Total)
Nr.			kg	%	kg	%	kg	%	kg
1a	4	1	36,8 ± 8,0	60	6,4 ±1,6	10	18,4 ± 5,1	30	61,6 ±13,2
1b	2	2	34,0 ± 1,4	61	5,1 ±0,2	9	16,8 ± 0,7	30	55,9* ± 2,3
2	2	2	35,3 ± 4,4	61	5,3 ±0,7	9	17,4 ± 2,1	30	58,0* ± 7,2
3	1	3	33,8 ± 4,6	57	5,7 ±2,4	10	19,7 ± 1,3	33	59,2 ± 7,0
4	3	1	37,8 ± 3,1	63	5,2 ±0,2	9	17,3 ± 6,3	28	60,3 ± 7,0
5	2	2	40,5 ± 3,0	68	5,5 ±1,2	9	13,7 ± 1,6	23	59,7 ± 3,8
6	1	4	34,8 ± 5,4	62	5,0 ±0,4	9	16,7 ± 6,9	29	56,5 ±11,9
6		1	36,0	53	4,3	6	28,4	41	68,7

* berechnete Werte (Calculated values)

Soll diese Differenz als Kontrolle der Genauigkeit der Erfassung der Konzeptionsprodukte genutzt werden, ist der Geburtsbeginn möglichst genau zu beobachten (Wägung) und die Trinkwasseraufnahme während und nach dem Geburtsvorgang bis zur Wägung unmittelbar nach der Geburt zu unterbinden.

Die Kälber hatten bei allen Tieren normale Geburtsmassen. Sie betrugen in den einzelnen Versuchen in Prozent der Lebendmasse der Muttertiere unmittelbar vor der Abkalbung:

Versuch 1, 1. Abkalbung	5,9–10,0 %
Versuch 1, 2. Abkalbung	5,5– 6,0 %
Versuch 2	5,4– 7,6 %
Versuch 3	5,8– 8,2 %
Versuch 4	6,8– 8,0 %
Versuch 5	6,7– 7,9 %
Versuch 6	5,0– 7,4 %

Die sehr jung abkalbenden Rinder in Versuch 1 mit mittleren Lebendmasen von 480 kg hatten die schwersten Kälber, die im Mittel 7,7 % der Lebendmasse der Muttertiere ausmachten. Das leichteste Jungrind hatte mit 45,0 kg entsprechend 10 % seiner Lebendmasse das schwerste Kalb. Dieses Tier mußte nach der Abkalbung wegen Lähmung nach einer Schwerstgeburt aus dem Versuch genommen werden. Ein weiteres Tier dieser Versuchsserie lag für 24 Std. nach dem Abkalben fest.

Von der Originalsubstanz der Konzeptionsprodukte entfallen (im Mittel der einzelnen Versuche) 57 ... 68 % auf die Kälber, 9 ... 10 % auf die Fruchthäute und 23 ... 33 % auf die Flüssigkeiten. Die entsprechenden Werte aus Versuchen mit Hochleistungskühen in der geburtsnahen Zeit (HENSELER u. JENTSCH, 1973) waren 57 %, 8 % und 35 %.

Mögliche Zusammenhänge zwischen Kälbermassen und Fruchthäuten sowie Kälbermassen und Flüssigkeiten wurden regressiv geprüft. Es ergaben sich keine signifikanten Beziehungen.

3.4. Präpartaler Stickstoffumsatz

In der 2. Mitt. (SCHIEMANN u. a., 1987a) wurden Verläufe im N-Ansatz während des Wachstums der weiblichen Jungrinder ausgewiesen, und es zeigte sich, daß mit der forcierten Ausbildung der Konzeptionsprodukte eine allmähliche Umstellung des Stoffwechsels auf ansteigende N-Ansätze erfolgt. Angaben über den präpartalen N-Umsatz sind in Tab. 5 unter Einbeziehung aller in der 2. Hälfte der Trächtigkeit, d. h. ab 140. Graviditätstag durchgeführten Messungen, zusammengestellt.

Der Anstieg im N-Ansatz setzt sich in der Periode der Hochträchtigkeit bis zum mittleren N-Ansatz von 22,9 g/Tier und Tag 20–0 Tage vor der Abkalbung fort. Ansteigende N-Bilanzen während der verstärkten Ausbildung der Konzeptions-

Tabelle 5 (Table 5)
Angaben über den präpartalen N-Umsatz im Mittel der Versuche 1–6 (Dates about the präpartal N-metabolism; mean values of experiments 1–6)

Tage vor der Abkalbung (Days before calving)	140–120	120–100	100–80	80–60	60–40	40–20	20–0
n	14	17	18	15	18	15	16
N-Einnahme (g/Tag) (N-intake, g/day)	138,2	141,2	140,8	147,6	143,6	140,6	140,5
verdaul. N, g/Tag (Digestible N, g/day)	76,7 ± 8,6	81,2 ± 9,3	82,7 ± 10,7	86,5 ± 7,7	83,2 ± 10,9	80,6 ± 10,3	79,5 ± 9,8
N-Bilanz, g/Tag (N-balance, g/day)	15,6 ± 6,8	17,2 ± 6,4	15,6 ± 9,4	19,9 ± 7,3	19,8 ± 7,0	21,5 ± 5,2	22,9 ± 5,0
davon Konzeptionsprodukte, g (of that for intrauterine gain, g)	2,0	2,6	3,9	6,0	8,3	11,7	16,6
davon Muttertier, g (of that for mother, g)	13,6	14,6	11,7	13,9	11,5	9,8	6,3
Konzeptionsprodukte in % der N-Bilanz (Intrauterine gain in % of N-balance)	12,8	15,1	25,0	30,2	41,9	54,4	72,5

produkte werden auch bei Milchkühen festgestellt. In der Höhe des gemessenen N-Ansatzes bestehen jedoch beachtliche Unterschiede. Im Mittel der letzten beiden Trächtigkeitsmonate haben FRIEDE (1961) und HENSELER u. a. (1973) etwa 30 g N-Ansatz pro Tier und Tag bei Kühen gemessen. PIATKOWSKI (1962) und PIATKOWSKI und RASCH (1964) ermittelten Werte um 35 g bei Kühen und Färsen. Für gleiches Trächtigkeitsstadium (8. und 9. Monat) haben HENSELER u. a. (1973) und PIATKOWSKI (1962) N-Bilanzen bei Färsen von 33 bzw. 37 g/Tier und Tag gemessen, die etwa 10 ... 15 g höher sind als die vorliegenden Ergebnisse. Dies kann zum Teil auch methodische Ursachen haben; in den vorliegenden Untersuchungen wurde vornehmlich aus Harn freiwerdendes NH_3 durch die Respirationsversuchsmeßtechnik erfaßt. Größenordnungsmäßig sind dies 3 ... 5 % des Harn-N.

Die N-Einlagerung in den Konzeptionsprodukten erhöht sich entsprechend der Berechnung nach JAKOBSEN (1956) von 2 auf 16,6 g, und der N-Ansatz des Muttertieres ist in der letzten Tragezeit wesentlich reduziert (s. Tab. 5). Der vom Muttertier (ohne Konzeptionsprodukte) angesetzte Stickstoff von 6,3 g dürfte – selbst unter Berücksichtigung der längerfristig beginnenden Ausbildung und der geringeren Größe der Milchdrüse der Jungrinder zum Wachstum der Milchdrüse herangezogen werden. Nach HENSELER u. a. (1973) wurden in den Milchdrüsen der Kühe im letzten Abschnitt im Mittel 9,7 g N/Tier und Tag angesetzt.

3.5. Präpartaler Energieumsatz

Für die zweite Hälfte der Trächtigkeit wurde eine gesonderte Auswertung zum Energieumsatz vorgenommen. Aus den Angaben in Tab. 6 ist ersichtlich, daß sich bei Unterstellung eines gleichen Erhaltungsbedarfs je Einheit metabolischer Körper-

Tabelle 6 (Table 6)

Angaben über den präpartalen Energieumsatz im Mittel der Versuche 1 bis 6 (Dates about the präpartal energy metabolism; mean values of experiments 1–6)

Tage vor der Abkalbung (Days before calving)	140–120	120–100	100–80	80–60	60–40	40–20	20–0
n	11	10	15	17	20	25	58
Ansatz, MJ/Tier u. Tag (Deposited energy, MJ/animal and day)	9,3	13,9	7,6	9,9	6,8	– 3,3	– 15,9
davon Konzeptionsprodukte, MJ (of that intrauterine gain, MJ)	0,4	0,5	0,8	1,2	1,6	2,2	3,3
davon Muttertier, MJ (of that mother, MJ)	8,9	13,4	6,8	8,7	5,2	– 5,5	– 19,2
Verwertung der umsetzbaren Energie für Konzeptionsprodukte, % (Utilization of metabolizable energy for intrauterine gain in %)	8,8 ± 9,8	18,4 ± 9,8	10,6 ± 6,6	13,8 ± 8,3	15,2 ± 8,2	11,7 ± 7,8	9,9 ± 6,5
Wärmeproduktion, MJ/Tier u. Tag (Heat production, MJ/animal and day)	58,0	58,2	61,3	62,3	64,3	68,4	74,1
Wärmeproduktion, kJ/kg $LM^{0,75}$·d (Heat production, kJ/kg $LW^{0.75}$·d)	595 ± 55	584 ± 32	574 ± 38	589 ± 39	588 ± 39	622 ± 57	661 ± 83

masse der Versuchstiere und einer gleichhohen Verwertung der umsetzbaren Energie für den Energieansatz im Muttertier eine *Verwertung für die Ausbildung der Konzeptionsprodukte* im Mittel der 156 Einzelwerte von 12±8 % ergibt.

Die Standardabweichung ist hoch, weil der Energieansatz in den Konzeptionsprodukten in Relation zum gesamten Energieumsatz niedrig ist. Der so ermittelte Wirkungsgrad ist als konventionelle Größe anzusehen, da die graviditätsbedingte Erhöhung der Wärmeproduktion, die im einzelnen schwer meßbar ist, in die Berechnung mit eingeht. Von BURLACU u. a. (1978) wurde an Färsen ein Wirkungsgrad von 8 % berechnet. Dem aus den Versuchen an weiblichen Jungrindern ermittelten Wirkungsgrad stehen Angaben, die an Kühen von VAN ES (1961) mit 25 %, MOE und TYRRELL (1972) mit 11 %, MOE u. a. (1970) mit 11 bis 12 % und HENSELER u. a. (1973) mit 15 % und an Schafen von GRAHAM (1965) mit 17 und 22 % und GARRETT u. a. (1976) mit 12 % erhalten wurden, gegenüber.

Zusammenfassung

Die im Rahmen mehrjähriger Untersuchungen zum Energiebedarf weiblicher Jungrinder bei unterschiedlicher Aufzuchtintensität erhaltenen Ergebnisse zur Reproduktion werden mitgeteilt. Es ergeben sich Hinweise auf Beziehungen zwischen Fütterung, Aufzuchtintensität und Besamungsaufwand. Konzeptionsalter und -massen lagen im Mittel der einzelnen Versuchsserien zwischen 290 und 630 Tagen bzw. 270 und 430 kg.

Von 31 Abkalbungen wurden die Massen der Konzeptionsprodukte erfaßt und nach JAKOBSEN (1956, 1957) der Energie- und N-Gehalt der Konzeptionsprodukte den präpartalen Versuchsperioden anteilmäßig zugeordnet. In den letzten 140 Tagen der Gravidität erhöhen sich die N-Bilanzen von 16 auf 23 g/Tier und Tag. Der N-Ansatz des Muttertieres ist in den letzten Graviditätstagen niedrig. Die „*Verwertung der umsetzbaren Energie für die Ausbildung der Konzeptionsprodukte*" errechnet sich als konventionelle Vergleichsgröße bei Unterstellung eines gleichen Erhaltungsbedarfs je Einheit metabolischer Körpermasse der Muttertiere und einer gleich hohen Verwertung der umsetzbaren Energie für den Energieansatz im Muttertier im Mittel der 156 Einzelwerte zu 12±8 % und entspricht in der Größenordnung analogen, hauptsächlich an Milchkühen erhaltenen Befunden anderer Autoren.

Резюме

В. Енч

Исследование по потребности в энергии при выращивании тёлок. 3-ье сообщ.: Воспроизводство и продукты оплодотворения

Проводены многолетние исследования по потребности в энергии ♀ молодняка при различной интенсивности выращивания, а в стате сообщаются результаты воспроизводства. Обнаружили ссылки на взаимоотношения между кормлением, интенсивностью выращивания и затратой осеменения. Возраст и живая масса при оплодотворении находились в среднем отдельных опытных серий при 290–630 дней и при 270–430 кг.

Массы продуктов оплодотворения определились при 31 отёлах и присчитывались по Якобсену (1956, 1957) отдельным препартальным опытным периодам в зависимости от них содержаний энергии и азота.

Во время последних 140 дней стельности обнаружили повышение баланса азота от 16 до 23 г на голову в сутки. Отложение азота у матери в последние дни стельности низко.

«Использование обменной энергии для образования продуктов оплодотворения» вычислось как обыкновенная сравнительная величина при предположении ровной потребности для поддерживания жизни на единицу метаболической живой массы коров и ровного использования обменной энергии для отложения энергии в теле матери в среднем 156 отдельных данных и составило 12 ± 8 %, что соответствуется в принципе аналогичным результатам других авторов из опытов особенно на молочных коровах.

Summary

W. Jentsch

Studies of the energy requirement of young female cattle. 3. Reproduction and products of conception

The results with regard to reproduction obtained from a study lasting several years of the energy requirement of young female cattle reared with different intensity are described. It becomes apparent that there are relations between feeding, rearing intensity and insemination expenditure. Age and weight at the time of conception in the individual test series averaged between 290 and 630 days and 270 and 430 kg respectively.

The weight of the conceptional products of 31 calvings was registered and, according to Jakobsen (1956, 1957), the energy and N content of the conceptional products was proportionally assigned to the prenatal test periods.

In the last 140 days of gravidity the N balance per animal and day increases from 16 to 23 g. N retention of the cows is low in the last days of gravidity. The utilization of metabolizable energy for the development of conceptional products is calculated as a conventional comparative value provided the maintenance requirement per unit metabolic body weight of the cows and the utilization of metabolizable energy for energy retention in the cows on an average of 156 individual values of 12 ± 8 % are the same and correspond in their magnitude to analogous findings of other authors, mainly compiled from dairy cows.

Literaturverzeichnis

[1] Burlacu, G., G. Baia, A. Christian, V. Rus und J. Stavri: Arch. Tierernähr. 28, 235 (1978)

[2] Es, A. J. H. van: Between-Animal variation in the amount of energy required for the maintenance of cows. Profschrift, Landbouwhogeschool Wageningen (1961)

[3] Friede, H.-J.: Untersuchungen zum N-Umsatz bei der Kuh im Tragezeit-Laktationszyklus bei verschiedenen Ernährungsniveau. Diss. Göttingen (1961)

[4] Garrett, W. N., C. L. Ferrell und P. V. Rattray: EAAP-Publ. 19, 315 (1976)

[5] Graham, N. McC.: EAAP-Publ. 11, 387 (1965)

[6] HENSELER, G. und W. JENTSCH: Arch. Tierernähr. **23**, 567 (1973)
[7] HENSELER, G., W. JENTSCH, R. SCHIEMANN und H. WITTENBURG: Arch. Tierernähr. **23**, 353 (1973)
[8] JAKOBSEN, P. E.: Congress intern. de zootechnie, Madrid **7**, 115 (1956)
[9] JAKOBSEN, P. E., P. HAVSKOV-SÖRENSEN und H. LARSEN: Acta Agric. Scand. **7**, 103 (1957)
[10] MOE, P. W. und H. F. TYRRELL: J. Dairy Sci., Champaign, III. **55**, 480 (1972)
[11] MOE, P. W., H. F. TYRRELL und W. P. FLATT: EAAP-Publ. **13**, 65 (1970)
[12] PIATKOWSKI, B.: Arch. Tierernähr. **12**, 75 (1962)
[13] PIATKOWSKI, B. und D. RASCH: Arch. Tierernähr. **14**, 47 (1964)
[14] SCHIEMANN, R., W. JENTSCH und L. HOFFMANN: Arch. Tierernähr. **37**, 971 (1987 b)
[15] SCHIEMANN, R., W. JENTSCH, L. HOFFMANN und H. WITTENBURG: Arch. Tierernähr. **37**, 955 (1987 a)

Der Autor dankt allen Mitarbeitern der Abteilung Energieforschung, die an der technischen Durchführung und Auswertung der Versuche beteiligt waren. Aus dem Kreis dieser Mitarbeiter seien besonders genannt: HELGA SCHOTT und ERHARD SCHÜLER.

Eingegangen: 10. Dezember 1986

Anschrift des Autors:

Dr. sc. W. JENTSCH
Forschungszentrum für Tierproduktion Dummerstorf-Rostock
der Akademie der Landwirtschaftswissenschaften der DDR
Bereich Tierernährung „Oskar Kellner“
Justus-v.-Liebig-Weg, PF 27-01/02
Rostock
DDR - 2500

Arch. Anim. Nutr., Berlin 37 (1987) 12, 1065–1074

Sektion Tierproduktion und Veterinärmedizin der Humboldt-Universität zu Berlin,
Bereich Tierernährung
(Leiter: Prof. Dr. sc. H. BERGNER)

J. MARIENBURG, R. GÖRSCH und H. BERGNER

Einfluß der physikalischen Eigenschaften von Strohpellets auf deren Verdaulichkeit und die Passagerate von Cr_2O_3 bei Schafen

1. Einleitung

Aus den Ergebnissen früherer Untersuchungen mit Strohpellets (GÖRSCH u. a., 1984) wurde gefolgert, daß Schüttdichte und Feinheitskoeffizient der geprüften Materialien im Zusammenhang mit der Pellethärte stehen. Diese könnte wiederum von Einfluß auf die Futterdurchgangszeit und somit auf die Nährstoffverdaulichkeit und den Futterwert der Strohpellets sein. PIATKOWSKI (1976) gibt an, daß sich eine Druckfestigkeit bei Strohpellets von 5–10 kp/cm² für eine hohe Futteraufnahme am günstigsten auswirkt, während Werte über 30 kp/cm² mit einer Verzehrsdepression verbunden sind. Ziel der vorliegenden Untersuchungen war es, mehrere Strohpelletchargen von unterschiedlicher Schüttdichte hinsichtlich ihrer Verdaulichkeit sowie Durchgangszeit durch den Verdauungskanal von Schafen zu untersuchen.

2. Material und Methodik

2.1. Futtermittel

2.1.1. Rohnährstoffgehalt der Futtermittel und Herstellung der Pellets

In der Trocknungs- und Pelletieranlage des VEG (P) Angermünde stellten wir mit der Pelletierpresse G 600 und 16 mm Bohrung der Matrize Strohpellets aus einem Gemisch von Winterweizen- und Winterroggenstroh (Verhältnis etwa 1 : 1) unter Zulage von 20 % Zuckerrübenvollschnitzel und 3 % Ammoniumhydrogenkarbonat her. In Tab. 1 sind die Rohnährstoffgehaltswerte der Ausgangsmaterialien sowie die der Pelletvarianten zusammengestellt.

Da neben den Pellets in den Verdaulichkeitsuntersuchungen auch Harnstoff verabreicht wurde, erfolgte die Berechnung der NfE-Fraktion entsprechend den Angaben in Abschn. 2.4.1.

Zur Erreichung unterschiedlicher Schüttdichten wurden die hier hergestellten Pellets für die Varianten 2, 3 und 4 weitere ein, zwei bzw. drei Male direkt der Pelletierpresse zugeführt. Die hergestellten Pellets wurden jeweils nach dem letzten Durchlauf zur Abkühlung auf einer Betonfläche ausgebreitet, so daß die gegebene Pelletstabilität erhalten werden konnte. Während des Pelletierablaufes wurden von den abgekühlten Pellets zwischenzeitlich die Schüttdichten gemessen.

Tabelle 1 (Table 1)
Rohnährstoffgehalt der Ausgangsmaterialien und der Pelletvarianten (in g/kg Trockensubstanz)
(Content of nutrients of the basal components and the pellets, g/kg DM)

	Stroh (Straw)	Zuckerrüben-vollschnitzel (Dried sugar beet)	Pelletvariante (Variant of pellets) 1	2	3	4
Tr.-Subst. (g/kg Originalsubstanz) (DM, g/kg fresh matter)	906	926	889	858	885	898
organische Subst. (Organ. matter)	942	955	948	948	933	933
Rohprotein (RP) (Crude protein)	45	55	64	67	64	64
Rohfaser (Crude fibre)	467	52	351	367	323	329
N-freie Extraktstoffe + Rohfett (NfE + Ether extrakt)	430	848	533	514	546	540
Rohasche (Ash)	58	45	52	52	67	67

2.1.2. Ermittlung von Schüttvolumen, Schüttdichte, Feinheitskoeffizient und Härte der Pellets

Schüttvolumen und Schüttdichte wurden nach MÜLLER und BERGNER (1976) ermittelt, der Feinheitskoeffizient entsprechend der Vorschrift von PIATKOWSKI u. a. (1974). Die Pellethärte bestimmten wir mit einem von FZM Schlieben/Bornim entwickelten Pellet-Druckfestigkeits-Prüfgerät. Dabei wurde die an jeweils 10 Pellets pro Messung mittels dieses Gerätes festgestellte Bruchkraft nach folgender Formel in die mittlere radiale Druckfestigkeit ($\overline{\sigma dB}$) umgerechnet:

$$\overline{\sigma dB}\left[\frac{\mathrm{N}}{\mathrm{m}^2}\right] = F_{\mathrm{BA}} \frac{7845 \cdot 10^4}{z \cdot d^2}.$$

F_{BA} [kp] = angezeigte Bruchkraft
z = Zahl der Pellets pro Messung
d (mm) = Pelletdurchmesser

2.2. Tiermaterial, Haltung und Fütterung

Im Verdauungsversuch verwendeten wir als Versuchstiere je Gruppe 4 Hammel der Merinoland- bzw. -fleischschafrasse mit einer mittleren Lebendmasse von 70,1 ± 8,1 kg (Gr. 1), 73,3 ± 9,5 kg (Gr. 2), 66,9 ± 1,5 kg (Gr. 3) und 82,0 ± 5,1 kg (Gr. 4). Die Tiere stammten aus einem gesunden Bestand und waren etwa 8 Monate an eine Strohpelletfütterung gewöhnt. Die Tiere wurden während des 10tägigen Vorversuches und des 10tägigen Hauptversuches in Stoffwechselkäfigen gehalten. Die Kotsammlung erfolgte mit Hilfe von Kotbeuteln.

Neben Strohpellets wurden in den Versuchsgruppen 1, 2 und 4 30 g Harnstoff und in der Versuchsgruppe 3 (wegen der geringeren Lebendmasse) 25 g Harnstoff pro Tier und Tag verabreicht. Weiterhin erhielten alle Versuchstiere täglich 30 g Mineralstoffgemisch für Rinder mit 127 g P/kg. Die Vitaminbedarfsdeckung erfolgte zu Beginn des Vorversuches über eine einmalige Trivitamininjektion in Höhe von 5 ml Ursovit* pro Tier.

Das Futterangebot in allen 4 Versuchsgruppen wurde so bemessen, daß ein möglichst vollständiger Verzehr der vorgelegten Portionen erfolgte. Mit den Rationen war etwa das Ernährungsniveau 1 (Erhaltungsniveau) abgesichert. Wasser stand den Tieren ad libitum zur Verfügung.

2.3. Versuchsdurchführung

2.3.1. Verdaulichkeitsuntersuchung

Während des Vor- und Hauptversuches standen die Versuchstiere in Stoffwechselkäfigen. Die Kotabnahme erfolgte jeweils morgens um 7.30 Uhr sowie vom 2.–5. Tag nach der Cr_2O_3-Eingabe zusätzlich um 15.30 Uhr. Von der jeweils gesammelten Kotmenge wurde ein aliquoter Teil in Höhe von 10 % einerseits zu einer Sammelprobe für die Rohnährstoffanalyse vereinigt. Weitere 10 % jeder Kotabnahme wurden für die Cr_2O_3-Bestimmung bereitgestellt und bei –20 °C bis zur Aufarbeitung in einer Kühltruhe gelagert. Die Futterreste wurden für die jeweiligen Tiere erfaßt und entsprechend den Angaben von SCHIEMANN (1981) bei der Versuchsauswertung berücksichtigt.

Die Ermittlung der chemischen Zusammensetzung von Kot und Futtermitteln erfolgte entsprechend den Vorschriften der TGL 32692/03-05 und 21875/07.

2.3.2. Ermittlung der Passagerate

Zur Ermittlung der Futterdurchgangszeit verwendeten wir Cr_2O_3. Diese Markierungssubstanz wird auf Grund ihrer guten Adsorption an der festen Phase der Digesta empfohlen (PETRY und ENDERE, 1974; UDEN u. a., 1980; GEISSLER u. a., 1985). Neben dem Verlauf der Markerausscheidung wurde auch die mittlere Verweildauer (mVD) des Futters ermittelt.

Am ersten Tag des Hauptversuches erhielten alle Tiere jeweils eine einmalige Zulage von 4 g Cr_2O_3 (Reinheitsgrad p. a.) zur Morgenfütterung.

Die chromoxidhaltigen Portionen wurden mit einer Ausnahme (Gruppe 2) von allen Tieren zügig und vollständig innerhalb von 1 1/2 Stunden verzehrt. Die Bestimmung des Cr_2O_3 in Kot und Futterresten wurde nach Homogenisierung in Anlehnung an die Methode von FENPON und FENPON (1979) durchgeführt. Dazu wurden die Futterreste gemahlen und die Schafkote im frischen Zustand gemörsert. Die Proben wurden zur Analyse eingewogen, bei 105 °C getrocknet und mindestens 5 h bei 450 °C im Muffelofen verascht. Danach erfolgte bei etwa 300 °C die Oxydation des Cr^{III} zum Cr^{VII} mittels 10 ml Oxydationslösung: 150 ml Natriummolybdatlösung (6,67 %ig, auf Massenbasis) und 150 ml Schwefelsäure (96 Vol-%) und 200 ml Perchlorsäure (70 Vol-%). Die oxydierte Aschelösung wurde mit destilliertem Wasser in einen 100 ml Meßkolben überführt. In Abhängigkeit vom Chromgehalt wurden 1 bis 5 ml dieser Lösung in einen weiteren 100 ml Meßkolben überführt, mit 0,5–2,5 ml Natronlauge (33%ig, auf Massenbasis) versetzt und mit 0,1 N Natronlauge aufgefüllt. Die photometrische Bestimmung des vorliegenden Chromats erfolgte nach dem Zentrifugieren am Spekol 10

* 50000 IE Vit. A, 5000 IE Vit. D_3, 100 mg Vit. C, 30 mg Vit. E pro ml.

(VEB Carl Zeiss Jena, DDR) bei 365 nm in 1-cm-Küvetten gegen Wasser. Anhand einer Kalibrierungskurve von 0,1–1,2 mg Cr_2O_3 je 100 ml (2,5553 g K_2CrO_4 = 1000 mg Cr_2O_3) erfolgte die Auswertung und die Berechnung. Für eine Verdünnung von 1 : 100 ergibt sich nachfolgende Berechnung:

$$\text{g } Cr_2O_3 \text{ je 100 g Probe} = \frac{\text{mg } Cr_2O_3 \text{ je 100 ml} \times 10}{\text{Einwaage}}$$

2.4. Versuchsauswertung

2.4.1. Berechnung der NfE-Fraktion und der Verdaulichkeit des nativen Rohproteins der Pellets

Die NfE-Fraktion wurde wie folgt ermittelt:
Organische Substanz minus (Rohfaser + Harnstoff + Pellet – RP). Die Verdaulichkeit des nativen Rohproteins der Pellets wurde durch Subtraktion des *„verdaulichen Rohproteins"* aus Harnstoff vom gesamten verdaulichen Rohprotein ermittelt. Dazu wurde folgendermaßen vorgegangen:

1. RP-Einnahme = N-Einnahme insgesamt × 6,25 (Strohpelleteinnahme × prozentualer N-Analysenwert der Strohpellets × 0,0625 plus eingenommener Harnstoff-N × 6,25)
2. verdauliches RP = RP-Einnahme minus Kot-N × 6,25
3. verdauliches Pelletrohprotein = vRP minus Harnstoff-Einnahme × 2,2
4. $$\text{Verdaulichkeit des Pelletrohproteins (\%)} = \frac{\text{verd. Pellet-RP (3)}}{\text{Pellet-N-Einnahme} \times 6{,}25} \times 100$$

2.4.2. Berechnung der Markerausscheidung sowie der mittleren Verweildauer

Für die vergleichende Darstellung der Chromausscheidung zwischen den Gruppen wurde die jeweilige Ausscheidungsrate (Cr_2O_3-Konz. in der Probe mal abgesezte Kotmenge) auf die insgesamt ausgeschiedene Chrommenge (= 100 %) bezogen. Die Berechnung der mVD des Futters im Verdauungstrakt erfolgte aus den ermitelten Cr_2O_3-Ausscheidungsraten in Anlehnung an die von Blaxter u. a. (1956) angegebene Formel:

$$\text{mVD} = \sum_{i=1}^{n} \frac{M_i \cdot t_i}{M_G}$$

M_i = ausgeschiedene Markermenge im jeweiligen Sammelintervall in % der insgesamt ausgeschiedenen Markermenge

t_i = Mitte des Zeitintervalls* für die Markermenge M_i (h nach Markerverabreichung)

M_G = insgesamt ausgeschieden Markermenge

* Die mittleren Zeiten für die Sammelintervalle (t_i) (wie auch von Faichney, 1975; Thielemans u. a., 1978; Geissler u. a., 1985 verwendet) wurden entsprechend den Ausführungen von Coombe und Kay (1965) für die in VD-Berechnung verwendet, da der exakte Zeitpunkt der jeweiligen Kotausscheidung nicht bekannt war.

2.4.3. Mathematisch-statistische Methoden

Vor den Mittelwertvergleichen wurden zunächst outlier-test durchgeführt und anschließend die Homogenität mittels BARLETT-Test überprüft. Die Signifikanzprüfung der Differenzen zwischen den Mittelwerten erfolgte mit dem DUNCAN-Test. Die Fehlerbreite wird durch die empirische Standardabweichung angegeben.

3. Ergebnisse und Diskussion

3.1. Physikalische Parameter der 4 Strohpelletvarianten

In Tab. 2 sind die Meßergebnisse zu den physikalischen Parametern der 4 Pelletvarianten zusammengestellt.

Tabelle 2 (Table 2)
Physikalische Parameter der Pellets
(Physical parameters of the pellets)

Variante (Variant)	Schüttvolumen ml/g; ($n=5$) (Loose volume)	Schüttdichte kg/m³; ($n=3$) (Loose density)	Pellethärte ($n=5$) $\frac{N/m^2}{10^5}$ (Hardness of pellets)	Feinheits-koeffizient ($n=3$) (Coefficient of particle size)
I	$4{,}30 \pm 0{,}35^a$	357 ± 11^a	$5{,}4 \pm 1{,}8^a$	$1{,}67 \pm 0{,}09^a$
II	$4{,}14 \pm 0{,}17$	475 ± 16^b	$8{,}8 \pm 1{,}4^b$	$1{,}30 \pm 0{,}01^b$
III	$3{,}52 \pm 0{,}16^b$	498 ± 7^b	$9{,}4 \pm 1{,}2^b$	$1{,}19 \pm 0{,}06^c$
IV	$3{,}50 \pm 0{,}10^b$	561 ± 10^c	$18{,}6 \pm 2{,}0^c$	$0{,}83 \pm 0{,}04^d$

unterschiedliche Buchstaben bedeuten Signifikanz der Differenz $P < 0{,}05$
(Different letters indicate a significant difference, $P < 0.05$)

Es läßt sich erkennen, daß mit zunehmendem Feinheitsgrad (abnehmendem Feinheitskoeffizienten) das Schüttvolumen ab- und die Schüttdichte zunimmt. Dieser Zusammenhang findet seine Begründung in der stärkeren Verdichtung der feineren Partikel beim Pelletierprozeß. In Übereinstimmung damit läßt sich weiterhin eine deutliche Beziehung zwischen dem Feinheitsgrad und der Pellethärte erkennen. Ein sinkender Feinheitskoeffizient (Abfall von 1,7 auf 0,8) ist mit einer Zunahme der Pellethärte (Druckfestigkeitsanstieg von $5{,}4 \times 10^5$ auf $18{,}6 \times 10^5$ N/m²) verbunden. Auffällig ist der sprunghafte Anstieg der Pellethärtewerte für die Variante IV, der auch in entsprechenden Vorversuchen festgestellt wurde. Alle Werte bewegen sich jedoch in dem als normal bzw. gut eingeschätzten Bereich (nach Informationsblatt FZM Schlieben/Bornim).

3.2. Verdaulichkeit und Futterwert der 4 Strohpelletvarianten

Tabelle 3 enthält die Ergebnisse der Verdaulichkeits- und Futteruntersuchungen. Für die Varianten I und II lassen sich gegenüber den Varianten III und IV zwar höhere Verdaulichkeitsquotienten (VE: 55 und 53 % gegenüber 51 und 52 %) und Energie-

Tabelle 3 (Table 3)
Verdaulichkeit in % und Futterwertparameter
(Digestibility in % and parameters of feed value)

Variante (Variant)	Tr.-Subst. (DM)	organ. Substanz (Organ. matter)	Rohprotein (CP)	Pellet-Rohprotein (Pellet-CP)	Rohfaser (Crude fibre)	NfE (NfE)	Verdaulichkeit d. Energie (Digestibility of energy)	EFr/kg TS (EFU cattle/kg DM)	gvRP (g dig. CP)
I	54,1 ± 1,5	56,5 ± 1,3	67,7 ± 1,6	58,8 ± 3,3[a]	48,4 ± 2,4[a]	62,6 ± 1,8	55,0 ± 1,3	409 ± 9[a]	35,8 ± 2,0
II	52,0 ± 0,7	53,8 ± 0,7	67,8 ± 1,2[a]	57,7 ± 3,1	46,9 ± 1,3[a]	59,0 ± 1,8	52,5 ± 0,8	388 ± 5[b]	36,9 ± 2,0
III	51,6 ± 3,4	52,8 ± 3,3	64,2 ± 1,8	52,2 ± 3,6	40,0 ± 5,8[b]	61,4 ± 2,6	51,4 ± 3,3	377 ± 24	31,9 ± 2,2
IV	52,3 ± 4,4	53,4 ± 4,0	63,3 ± 3,7[b]	51,0 ± 7,2[b]	41,9 ± 5,3	61,5 ± 3,9	52,4 ± 2,9	382 ± 29	31,3 ± 4,4

Unterschiedliche Buchstaben bedeuten Signifikanz der Differenz ($P < 0{,}05$)
(Different letters indicate a signifikant difference, $P < 0.05$)

Tabelle 4 (Table 4)
Cr_2O_3-Ausscheidung mit dem Kot, in % der Gesamtausscheidung (± Standardabweichung)
(Excretion of Cr_2O_3 with faeces, in % of total excretion)

Gruppe (Group) Std. nach Versuchsbeginn (Hours after the beginning of the trial)	I $n=4$ Einzelwert (Individual value)	Summierung (Sum)	II $n=4$ Einzelwert (Individual value)	Summierung (Sum)	III $n=4$ Einzelwert (Individual value)	Summierung (Sum)	IV $n=4$ Einzelwert (Individual value)	Summierung (Sum)
24	6,1 ± 3,5	6,1 ± 3,5	11,4 ± 7,5	11,4 ± 7,5	3,2 ± 2,4	3,2 ± 2,4	4,4 ± 2,8	4,4 ± 2,8
32	21,5 ± 0,9	27,6 ± 4,4	16,7 ± 6,5	28,1 ± 11,3	18,9 ± 5,0	22,1 ± 6,9	21,3 ± 6,0	25,7 ± 3,6
48	27,9 ± 4,5	55,5 ± 7,0	26,2 ± 12,9	54,3 ± 10,1	30,2 ± 6,1	52,3 ± 8,1	31,0 ± 8,2	56,7 ± 6,7
56	13,2 ± 0,6	68,7 ± 5,2	11,7 ± 1,0	66,0 ± 9,3	15,2 ± 7,0	67,5 ± 16,0	11,1 ± 1,5	67,8 ± 6,8
72	12,2 ± 2,1	80,9 ± 6,7	15,4 ± 3,7	81,4 ± 10,1	15,2 ± 5,0	82,7 ± 18,6	15,6 ± 2,5	83,4 ± 8,5
80	3,9 ± 1,7	84,8 ± 6,2	4,9 ± 1,7	86,3 ± 10,3	4,4 ± 0,8	87,1 ± 19,1	4,1 ± 0,8	87,5 ± 7,9
96	4,3 ± 3,0	89,1 ± 7,6	3,6 ± 1,4	89,9 ± 9,9	6,5 ± 0,8	93,6 ± 19,6	4,2 ± 2,0	91,7 ± 6,5
120	1,0 ± 1,4	90,1 ± 7,2	4,3 ± 1,4	94,2 ± 9,8	3,1 ± 3,7	96,7 ± 18,3	2,8 ± 0,6	94,5 ± 6,2
144	5,8 ± 3,9	95,9 ± 2,3	3,3 ± 2,6	97,5 ± 11,3	2,3 ± 3,0	99,0 ± 15,2	1,2 ± 1,7	95,7 ± 5,1

konzentrationen (EK: 409 und 388 gegenüber 377 und 382) entnehmen; bis auf die Rohfaserverdaulichkeitswerte sind aber alle gefundenen Differenzen statistisch nicht zu sichern. Für den Unterschied in der ermittelten Energiekonzentration zwischen Variante I (409) und II (398) liegt bei Betrachtung dieser Gruppen Signifikanz vor.

3.3. Passageraten und mittlere Verweildauer

Folgende Cr_2O_3-Mengen ($\pm$ Standardabweichung) wurden innerhalb von 7 Tagen nach der Markereingabe wiedergefunden: I = 87,0 ± 2,9 %, II = 84,2 ± 9,1 %, III = 75,5 ± 10,4 %, IV = 83,6 ± 1,5 % der Eingabe.

Die Markerausscheidung war jedoch noch nicht abgeschlossen. Sie soll nach KOLAR (1968) bei Cr_2O_3 8–10 Tage anhalten. In eigenen Versuchen mit Schafen, die Luzerne-Trockengrünpellets erhalten hatten, konnten durchschnittlich 90 % des eingegebenen Cr_2O_3 wiedergefunden werden (unveröffentlichte Ergebnisse). THILL u. a. (1978) ermittelten bei Verfütterung von Luzerneheu plus Cr_2O_3-behandelte Papierschnitzel (in Form von Pellets) eine etwa 100 %ige Wiederfindung. Entsprechende Werte zwischen 90 und 100 % Wiederfindung werden aus Schafversuchen auch von FAICHNEY (1972) sowie ORZESZKO und ZIOLECKA (1974) mitgeteilt.

Bis auf Gruppe III stimmen die vorliegenden Wiederfindungsraten miteinander überein. Tab. 4 enthält die Ergebnisse zur Cr_2O_3-Wiederfindung im Kot in Beziehung zur gesamtausgeschiedenen Cr_2O_3-Menge.

In den 32 Stunden nach der Cr_2O_3-Gabe gewonnenen Proben sind bei allen Tieren die höchsten Konzentrationen an Cr_2O_3 zu finden, die sich in der Folgezeit allmählich verringern. Mit Werten zwischen 26 und 31 % der Gesamtausscheidung wurden die Gipfelwerte für die Cr_2O_3-Mengenausscheidung für alle Tiere auf Grund der höheren Kotmengen zum nächsten Abnahmezeitpunkt, zur 48 Std. ermittelt. Bezüglich der Cr_2O_3-Konzentrationen als auch hinsichtlich der Ausscheidungsraten (außer 24. Std. bei I–III) ließen sich keine signifikanten Differenzen zwischen den 4 Varianten feststellen. Die Ausscheidungsrate in Höhe von 80 % der Wiederfindung ist in Tab. 5 verzeichnet. Die mVD des Cr_2O_3 (Tab. 5) wurde in Durchschnitt mit etwa 53 Std. ermittelt.

Tabelle 5 (Table 5)
Zeitpunkt der 80%igen Markerausscheidung und mVD des Cr_2O_3 in Std.
(Time point of 80 % of the marker-excretion and mean retention time of Cr_2O_3 in hours)

Gruppe (Group)	I	II	III	IV	$\bar{X}$
80 %ige Markerausscheidung (80 % of the marker excretion)	71,2	70,6	69,8	69,1	70,5 ± 0,7
mVD (Mean retention time)	54,2	52,2	52,4	52,7	53,3 ± 1,2

Ähnlich hohe Werte für die mVD des Futters wurden von LINDBERG (1985) an Schafen bei Verfütterung Cr_2O_3-markierter faserreicher Futterstoffe ermittelt: für Heu 53,5 Std., für Gerstenschalen 52,3 Std.

GEISSLER u. a. (1984) verabreichten Rationen aus Stroh-Konzentrat-Pellets an Mutterschafe in verschiedenen Stadien des Reproduktionszyklus, in denen der Strohgehalt, die Mahlfeinheit des Strohs bzw. das Ernährungsniveau differierten. Sie ermittelten mit $^{51}Cr_2O_3$ Werte für die mVD des Futters zwischen 29 und 42 Stunden. In eigenen Versuchen mit Schafen, die Pellets aus Stroh, Melasse und NPN-Verbindungen erhielten, wurde mit Hilfe der Marker ^{51}Cr-EDTA sowie ^{103}RU-Phenantrolin eine mVD von 32 bzw. 42 Std. festgestellt (BERGNER und KLENKE, 1985). Nach einer Übersicht von WARNER (1981) werden 39 sowie 46 Std. für die mVD von Heu im Verdauungskanal von Schafen angegeben. Die in dem vorliegenden Experiment ermittelten hohen Werte für die mVD demonstrieren eine Entmischung des verwendeten Markers, da die adsorptiven Kräfte zum Stroh offenbar zu gering sind.

Insgesamt ist aus diesen Ergebnissen keine Beziehung zu den unterschiedlichen Druckfestigkeiten der geprüften Pellets zu entnehmen. Diese Aussage steht inhaltlich in Übereinstimmung mit eigenen Ausschlachtungsversuchen an Schafen (unveröffentlicht), die Strohpellets von unterschiedlicher Druckfestigkeit aufgenommen hatten. Bereits 2 Std. nach der Futteraufnahme konnte für den aus den unterschiedlich harten Pellets herrührenden Panseninhalt kein Unterschied hinsichtlich des Feinheitsgrades der Digesta festgestellt werden. LINDBERG (1985) wie auch ULYATT (1982) vermuten, daß Unterschiede in der Partikelgröße sowie Festigkeit von Futtermitteln bei Schafen weitestgehend durch den intensiven Kauvorgang ausgeglichen werden können.

Abschließend ist den vorliegenden Versuchsergebnissen zu entnehmen, daß eine differente Strohpellethärte sich bei Schafen nicht auf die Verdaulichkeit und Energiekonzentrationen der Pellets sowie auf die Durchgangszeit von Cr_2O_3 auswirkt.

Zusammenfassung

Durch ein- bis viermalige Pelletierung (Presse G 600) wurden 4 Strohpelletchargen unter Zusatz von 20 % Zuckerrübenvollschnitzel und 3 % Ammoniumhydrogenkarbonat mit unterschiedlicher Schüttdichte (357–561 kg/m^3) hergestellt. Bei diesen Pellets ließen sich ebenfalls für den Feinheitskoeffizienten (I–IV 1,67; 1,30; 1,19; 0,83) sowie die Pellethärte $\left(5{,}4; 8{,}8; 9{,}4; 18{,}6 \frac{N/m^2}{10^5}\right)$ und z. T. für das Schüttvolumen signifikante Unterschiede ermitteln. Für die Energiekonzentration ergaben sich nach Prüfung an je 4 Hammeln pro Gruppe in der gleichen Reihenfolge: 409, 388, 377 und 382 EFr/kg Trockensubstanz. Bis auf eine höhere Rohfaserverdaulichkeit der Gruppen I und II gegenüber III ergab sich für alle Differenzen der Verdaulichkeit keine Signifikanz. Eine Messung der Futterdurchgangszeit mittels Cr_2O_3 erbrachte keine gerichteten Unterschiede. Im Mittel aller Gruppen wurde 80 % der Markerausscheidung nach 70,5 ± 0,7 h erreicht. Die mittlere Verweildauer des Cr_2O_3 im Verdauungskanal betrug im Durchschnitt aller 4 Gruppen 53,3 ± 1,2 Std.

Die unterschiedlichen Feinheitsgrade und Werte für die Härte der Strohpellets blieben in dem Versuch an Schafen ohne wesentliche Auswirkungen auf den Futterwert der Strohpellets.

Резюме

И. Мариенбург, Р. Гёрш и. Х. Бергнер

Влияние физических свойств гранул из соломы на них переваримость и на количество пассажа Cr_2O_3 у овец

Изготовлены 4 различные порции гранул из соломы при добавлении 20 % жома сахарной свёклы и 3 % гидрогенкарбоната аммония с различной насыпной плотностью (357–561 кг/м³) с помощью 4-разного гранулирования (пресс Г 600). Определены достоверные различия относительно коэффициента тонкости (I–IV 1,67; 1,30; 1,19; 0,83), степени твёрдости $\left(5,4;\ 8,8;\ 9,4;\ 18,6\ \frac{N/m^2}{10^5}\right)$ и частично насыпной ёмкости. Энергетическая концентрация проверялась в в. у. порядке у 4 групп по 4 овцам в каждой, где получились следующие $ЭКЕ_{крс}$/кг сухого в-ва: 409, 388, 377 и 382. Переваримость клетчатки была выше у групп I и II по сравнению с III, а все другие различия переваримости были недостоверными. Определение пассажа корма с помощью Cr_2O_3 было без неправленных различий. В среднем всех групп определились 80 % выделения маркирователя после $70,5 \pm 0,7$ часов. Среднее время пребывания Cr_2O_3 в пищеварительном канале составило в среднем всех 4 групп $53,3 \pm 1,2$ часов.

Различные тонкости и твёрдости гранул из соломы почти не имели влияния на питательность этих гранул в опыте на овцах.

Summary

J. Marienburg, R. Görsch and H. Bergner

Influence of physical properties of straw pellets on their digestibility and the passage rate of Cr_2O_3 in sheep

By means of pelleting them one to four times (press G 600) and adding 20 % sugar beet chips and 3 % ammonia hydrogen carbonate at varying loose density (357–561 kg/m³) 4 straw pellet charges were produced. Significant differences could be ascertained for these pellets with regard to the fineness coefficient (I–IV 1.67; 1.30; 1.19; 0.83), hardness of pellets $\left(5.4;\ 8.8;\ 9.4;\ 18.6\ \frac{N/m^2}{10^5}\right)$ and partly the loose volume. After testing four wethers per group, an energy concentration in the same sequence was ascertained as follows: 409, 388, 377 and 382 EFU_{cattle}/kg dry matter. Apart from a higher crude fibre digestibility of groups I and II compared to III there were no significant differences in the digestibility. The measuring of feed passage time with the help of Cr_2O_3 did not result in directed differences. On an average of all groups, 80 % of the Cr_2O_3 excretion was achieved after 70.5 ± 0.7 h. The mean retention time of Cr_2O_3 in the digestive tract in all four groups was in average 53.3 ± 1.2 hours.

The different fineness degrees and values of the hardness of straw pellets remained without significant effects on the feed value of the straw pellets in the experiments with sheep.

Literaturverzeichnis

[1] BERGNER, H. und F. KLENKE: Arch. Tierernähr. **35**, 649 (1985)
[2] BLAXTER, K. L., N. McC. GRAHAM und F. W. WAINMAN: Brit. J. Nutr. **10**, 69 (1956)
[3] COOMBE, J. B. und R. N. B. KAY: Brit. J. Nutr. **19**, 325 (1965)
[4] FAICHNEY, G. J.: J. Agric. Sci. **79**, 493 (1972)
[5] FAICHNEY, G. J.: Austral. J. Agric. Res. **26**, 319 (1975)
[6] FENPON, F. W. und MIRJANA FENPON: Can. J. Anim. Sci. **59**, 631 (1979)
[7] GEISSLER, C., ELLEN LEISTNER, A. DITTRICH, H. HOFFMANN, HELGA MILITZ, H. BIER und H. HÄNTZSCHEL: Arch. Tierernähr. **35**, 799 (1985)
[8] GÖRSCH, R., R. FAHRENDHOLZ, J. MARIENBURG, K. D. DOBERSCHÜTZ und H. BERGNER: Arch. Tierernähr. **34**, 331 (1984)
[9] Informationsblatt zum Pellet-Druck-Prüfgerät des FZM Schlieben/Bornim
[10] KOLAR, I.: Vedecke Prace vyzk. Ust. pro Chow Rapotine **3**, 233 (1968)
[11] LINDBERG, J. E.: Brit. J. Nutr. **53**, 559 (1985)
[12] MÜLLER, J. und H. BERGNER: Arch. Tierernähr. **26**, 705 (1976)
[13] ORZESZKO, ELISABIETA und ALEKSANDRA ZIOLECKA: Rocz. Nauk roln. Ser. B, **95**, 31 (1974)
[14] PETRY, H. und E. ENDERE: Z. Tierphysiol., Tierernähr. und Futtermittelkde. **33**, 88 (1974)
[15] PIATKOWSKI, B., J. VOIGT, G. BOLDUAN und S. NAGEL: Arch. Tierernähr. **24**, 375 (1974)
[16] PIATKOWSKI, B.: Tierzucht **30**, 395 (1976)
[17] SCHIEMANN, R.: Arch. Tierernähr. **31**, 1 (1981)
[18] THIELEMANS, M. F., E. FRANCOIS, C. BODART und A. THEWIS: Ann. Biol. Anim. Biochem. and Biophys. **18**, 237 (1978)
[19] THILL, N., R. FRANCOIS, A. THEWIS and M. F. THIELEMANS: Ann. Zootechn. **27**, 363 (1978)
[20] UDEN, R., P. COLLUCCI, E. PABLO und P. J. VAN SOEST: J. Sci. Food and Agric. **31**, 625 (1980)
[21] ULYATT, M. J.: In "Fibre in Human and Anim. Nutr." The Royal Society of New Zealand Bulletin no. 20 (G. Wallace and L. Ell) (1982)
[22] WARNER, A. C. J.: Abstr. and Rev., Ser. B, **51**, 789 (1981)

Eingegangen: 8. Januar 1987

Anschrift der Autoren:

Dr. J. MARIENBURG, Dr. sc. R. GÖRSCH und Prof. Dr. sc. H. BERGNER
Bereich Tierernährung der Sektion Tierproduktion und Veterinärmedizin
der Humboldt-Universität zu Berlin
Invalidenstr. 42
Berlin
DDR - 1040

Arch. Anim. Nutr., Berlin 37 (1987) 12, 1075–1083

Oklahoma State University [1], Stillwater, OK 74078, USA
University of Arkansas [2], Fayetteville, AR 72701, USA

A. L. GOETSCH [2] and F. N. OWENS [1]

Effects of supplement sulfate (Dynamate^R)[3] and thiamin-HCl on passage of thiamin to the duodenum and site of digestion in steers[4]

1. Introduction

Polioencephalomalacia (PEM) is a persistent problem with feedlot cattle though causative agents have not been well identified. Acid ruminal conditions of cattle fed high grain diets increase activity of thiaminase I enzyme, which deactivates thiamin (BRENT and BARTLEY, 1984). Although it has been suggested that thiamin supplementation might actually elevate enzymatic deactivation of thiamin in the rumen (BRENT and BARTLEY, 1984), thiamin-HCl is often added to feedlot diets when PEM is diagnosed.

SADLER et al. (1983) induced PEM by adding high levels of a feed grade double sulfate of magnesium and potassium (Dynamate^R) to concentrate diets fed to cattle already experiencing marginal thiamin status. Thiamin deficiency in cattle receiving gypsum ($CaSO_4$) has been reported as well. In the rumen, sulfate is reduced to sulfite and sulfide, with sulfite reduction being rate-limiting. Sulfite ions cleave thiamin at the methylene bridge to dislodge the thiazole ring (BRENT and BARTLEY, 1984). Thus, high sulfate intake may be involved in occurrence of PEM in some instances. This study was conducted to identify effects of singular and simultaneous dietary inclusion of common sources of supplemental thiamin and sulfate (thiamin-HCl and Dynamate^R, respectively) on ruminal passage of thiamin and site of digestion in cattle.

2. Materials and Methods

2.1. Animals and Feeding

Four dairy (Holstein, Ayrshire or Jersey) steers (464 kg initial weight) with ruminal (2.54-cm i. d.) and duodenal T-type cannulae were used in a 4×4 Latin square trial with a 2×2 factorial arrangement of treatments. Initial diets that were mixed (Table 1) contained 0 (basal) or 1.8 % Dynamate^R (> 11 % Mg, 18 % K and 22 % S; hereafter referred to as sulfate). Calculated sulfur contents of basal and sulfate diets were 15

[3] Dynamate is a registered trademark of International Minerals Corporation, Terre Haute, IN.
[4] Journal Article No. 5033 of the Oklahoma Agr. Exp. Sta.; approved for publication by the Director of the Arkansas Agr. Exp. Sta.

Table 1

Composition of the experimental diets (dry matter basis)

Item	Diet[a] B	T	S	ST
Ingredient (%)				
Sorghum grain, ground	33.25		31.45	
Corn, ground	35.00		34.40	
Cottonseed hulls	15.00		15.00	
Dehydrated alfalfa	5.00		5.00	
Alfalfa hay, ground	3.00		3.00	
Soybean meal	1.00		1.60	
Molasses, cane	4.00		4.00	
Urea	1.00		1.00	
Limestone	1.61		1.61	
Dicalcium phosphate	.34		.34	
Trace mineralized salt[b]	.50		.50	
Chromic oxide	.30		.30	
Dynamate[R]	0.00		1.80	
Analyzed composition				
Crude protein	14.9	14.2	14.0	14.7
Starch	44.8	47.6	45.6	45.6
Acid detergent fibre	14.6	13.6	12.4	14.6

[a] Diet: B = basal and T = thiamin (ingredients of basal diet); S = sulfate (Dynamate[R]) and ST = sulfate (Dynamate[R]) plus thiamin (ingredients of sulfate diet).

[b] Trace mineralized salt: >95 % NaCl, .25 % Mn, .2 % Fe, .03 % S, .033 % Cu, .0025 % Co, .007 % I and .005 % Zn.

and .57 % (dry matter basis), respectively. The level of Dynamate[R] added (1.8 % of diet dry matter) exceeds that normally used in finishing cattle diets (.8 to 1.0 %). Two premixes were formed by adding thiamin-HCl to small portions of the aforementioned diets (1 % thiamin-HCl, air-dry basis). Premixes (100 g air-dry) were fed along with the basal and sulfate diets to supply 1 g thiamin-HCl daily to thiamin-supplemented animals. Thus, treatments were basal diet with no supplemental thiamin or sulfate (basal, B), sulfate diet with no supplemental thiamin (sulfate, S), basal diet with supplemental thiamin (thiamin, T), and sulfate diet with supplemental thiamin (sulfate plus thiamin, ST). Steers were fed on d 1 to 8 at 09.00 and 17.00 h and on d 9 to 15 at 09.00 and 21.00 h. Intake was limited to 63 g of dry matter (DM)/kg of body weight$^{.75}$.

2.2. Sample preparation and analytical methods

On d 13 and 14 at 2, 6 and 10 h after the 09.00 h meal, ruminal (400 ml), duodenal (300 ml) and rectal samples were obtained, and pH was measured immediately. Duodenal digesta sampled at each time was mixed with a magnetic stir plate, and 50-ml subsamples were deposited in a plastic bottle and kept frozen. Composites of remaining duodenal and rectal digesta samples were formed on a wet basis, dried at 55 C for 48 h and allowed to air equilibrate. Ruminal fluid was strained through eight layers of cheesecloth, acidified with H_2SO_4 and frozen. On d 15 at 13.00 h, blood samples were obtained by jugular venipuncture. Heparinized blood samples were immediately placed in an ice bath and centrifuged and the plasma was frozen. Feed samples were collected throughout the experiment, and composites were formed within each period.

Composite samples of feed and duodenal and rectal digesta were ground through a 2-mm screen and analyzed for DM, ash, Kjeldahl nitrogen (N; AOAC, 1975), starch (MacRae and Armstrong, 1968) and chromium (Hill and Anderson, 1958). Feed samples were also analyzed for acid detergent fibre (Goering and van Soest, 1970). Duodenal samples were analyzed for concentrations of nucleic acids (Zinn and Owens, 1982) and ammonia-N (NH_3-N; AOAC, 1975). Thiamin analysis (AOAC, 1984) of feed, supplement and duodenal digesta composite samples and plasma was conducted[1]. Ruminal fluid was thawed at room temperature, centrifuged at $10000 \times g$ for 10 min and analyzed for NH_3-N (Broderick and Kang, 1980).

2.3. Calculations and Statistics

Ruminal and total tract digestibilities were calculated from differences in concentrations of chromium and chemical constituents in feed, duodenal digesta and faeces. Microbial-N (MN) and microbial organic matter (OM) flowing to the duodenum were calculated assuming that microbial DM contained 20 % ash and 8.16 % N and that nucleic acid-N was 20 % of total N (Smith, 1975). Postruminal digestion was estimated by difference. Data were analyzed by analysis of variance using a model in which steer, period and treatment effects (supplementation levels of thiamin-HCl and sulfate and the interaction) were accounted for. Individual means were compared when the overall F was significant ($P < .05$). Digesta pH and ruminal NH_3-N concentrations were averaged for analysis. Interactions between diet and sampling time were nonsignificant ($P > .10$).

3. Results and Discussion

Analyzed thiamin concentration of the basal diet ranged from 2.9 to 4.5 mg/kg (DM basis). Thiamin concentration was 3.3, 3.2, 5274 and 5174 mg/kg (DM basis) for diets and premixes B, S, T and ST, respectively. Thiamin intake (Table 2) averaged 26 and

Table 2

Effects of supplemental sulfate (Dynamate[R]) and thiamin-HCl on thiamin passage in steers

Item	Diet[a] B	S	T	ST	SE[b]
Intake, mg/day	23.6	28.4	942.8	959.9	
Entering intestines, mg/day	57.1[c]	38.3[c]	612.8[d]	465.1[d]	50.50
Net synthesis, mg/day	33.6[c]	10.0[c]	−330.0[d]	−494.8[d]	50.15
Plasma concentration, mcg/dl[e]	4.5	8.3	10.3	3.8	2.22

[a] Diet: B = basal; S = sulfate (1.8 % Dynamate[R]); T = thiamin (1 g daily of thiamin-HCl); ST = sulfate (1.8 % Dynamate[R]) and thiamin (1 g daily of thiamin-HCl).

[b] SE = standard error of the mean based on four observations per diet.

[c, d] Means in a row with different superscripts differ ($P < .05$).

[e] Interaction between sulfate and thiamin supplementation ($P < .06$).

[1] Roche Chemical Division, Hoffman-LaRoche, Inc., Nutley, NJ 07110.

950 mg daily without and with added thiamin, respectively. Because the ruminal wall appears impervious to thiamin (HOELLER et al., 1977), ruminal thiamin balance should represent the net difference between synthesis and destruction in the rumen. Thiamin supplementation increased ($P < .05$) passage (mg/d) of thiamin to the duodenum. Duodenal thiamin flow with the basal diet was slightly higher than 52 % reported by ZINN et al. (1987). Sulfate supplementation tended to reduce duodenal thiamin flow with ($P < .08$) and without ($P > .10$) added thiamin.

Net ruminal synthesis of thiamin in our experiment contrasts with loss in animals fed high grain diets of corn, oats, barley or wheat, as reported by MILLER et al. (1983 a). Only with their sorghum grain diets did duodenal thiamin passage exceed intake. In the studies of ZINN et al. (1987), ruminal outflow of thiamin consistently exceeded intake. The diet used in our experiment contained both corn and sorghum grain and had a lower concentrate level than the diets used by MILLER et al. (1983 a).

Plasma thiamin levels (Table 2) were similar to those reported by ZALEWSKA et al. (1977) (2.5 to 6 mcg/dl). Plasma thiamin did not differ among diets ($P > .10$) but an interaction between sulfate and thiamin supplementation was detected ($P < .06$). The effect of sulfate on plasma thiamin was positive without added thiamin and negative with thiamin supplementation. No explanation for these changes is apparent. Absorption of available thiamin in the steer intestine appears variable, ranging from 39 to 92 % (STEINBERG and KAUFMAN, 1977; MILLER et al., 1983 a, b; ZINN et al., 1987), suggesting that conditions in the gastrointestinal tract may modulate thiamin absorption. With reduction of sulfate to sulfite, intestinal absorption of thiamin may have been altered, though intestinal disappearance was not measured in this trial. Absorption of thiamin is thought to be a carrier-mediated mechanism that decreases as the carrier becomes saturated (BRENT and BARTLEY, 1984). The decrease in plasma thiamin with sulfate supplementation also could reflect effects of sulfate on tissue use or excretion of thiamin. Interactions between dietary Mg and thiamin levels have been proposed (GRIGAT and MATHISON, 1983).

Acid-shock of ruminal bacteria, which occurs with ruminal pH lower than observed in this experiment (Table 3), causes release of bacterial cell surface-bound thiaminase I enzyme (BRENT and BARTLEY, 1984). Hence, the level of thiaminase I enzyme in ruminal fluid under normal conditions should be minimal and differences in thiamin

Table 3

Effects of supplemental sulfate (Dynamate[R]) and thiamin-HCl on ruminal, duodenal and fecal pH and ruminal ammonia-nitrogen (NH_3-N) concentration in steers

Item	Diet[a] B	S	T	ST	SE[b]
Ruminal pH	6.48	6.46	6.60	6.49	.037
Duodenal pH	2.43	2.74	2.17	2.57	.214
Faecal pH	5.98[c]	6.31[d]	5.86[c]	6.37[d]	.068
NH_3-N, mg/dl	9.1	11.3	9.6	7.3	1.09

[a] Diet: B = basal; S = sulfate (1.8 % Dynamate[R]); T = thiamin (1 g daily of thiamin-HCl); ST = sulfate (1.8 % Dynamate[R]) and thiamin (1 g daily of thiamin-HCl).

[b] SE = standard error of the mean based on four observations per diet.

[c, d] Means in a row with different superscripts differ ($P < .05$).

Table 4

Effects of supplemental sulfate (dynamate[R]) and thiamin-HCl on site of digestion in steers

Item	Diet[a] B	S	T	ST	SE[b]	I[c]
Organic matter						
Passage, g/day						
Intake	5979	5842	5942	5853		
Duodenum	3925	3782	4811	3510	277.7	.08
Rectum	2256	2080	2288	1677	292.8	NS
Digestion[d]						
Ruminal						
Apparent	35.9[e]	34.9[e]	19.9[f]	40.5[e]	3.83	.04
True	45.5[e]	44.1[e]	30.1[f]	49.4[e]	3.90	.03
Postruminal	17.6	20.8	31.1	22.1	7.76	NS
Total tract	63.0	64.9	61.3	71.5	5.04	NS
Starch						
Passage, g/day						
Intake	2789	2961	2818	2841	110.2	
Duodenum	873	849	1325	635	160.2	.08
Rectum	287[e]	187[ef]	466[g]	116[f]	51.0	.05
Digestion[d]						
Ruminal	69.7	71.4	53.5	78.1	5.69	.09
Postruminal	20.4	22.4	29.3	17.7	5.85	NS
Total tract	90.2[e]	93.8[e]	82.9[f]	95.8[e]	1.97	.06
Nitrogen						
Passage, g/day						
Intake	149.1	142.7	140.1	147.7	2.51	
Duodenum						
Total	177.4[ef]	168.8[e]	196.9[f]	158.8[e]	7.72	.08
Feed	108.8	107.1	126.1	96.1	6.99	.09
Microbial	55.8	51.0	57.0	50.3	2.47	NS
Ammonia	12.8	10.8	13.8	9.4	1.08	NS
Rectum	64.7[ef]	64.1[ef]	75.5[f]	51.7[g]	4.39	NS
Disappearance[d]						
True ruminal	28.0[e]	24.8[ef]	9.9[f]	34.2[e]	4.79	.03
Total tract	56.6[e]	55.1[ef]	45.4[f]	64.8[e]	3.12	.02
MOEFF[h]	22.7[e]	20.9[e]	36.3[f]	18.0[e]	3.11	.04

[a] Diet: B = basal; S = sulfate (1.8 % Dynamate[R]); T = thiamin (1 g daily of thiamin-HCl); ST = sulfate (1.8 % Dynamate[R]) and thiamin (1 g daily of thiamin-HCl).

[b] SE = standard error of the mean based on four observations per diet.

[c] I = significance level for interaction between sulfate and thiamin supplementation; NS = nonsignificant ($P > .10$).

[d] % of intake

[e,f,g] Means in a row with different superscripts differ ($P < .05$).

[h] MOEFF = efficiency of microbial growth (g microbial nitrogen/kg of organic matter truly fermented in the rumen).

passage would more likely reflect effects of additions of thiamin or sulfate to the diet. The high and stable ruminal pH is probably due to the moderate level of feed intake and use of 23 % roughage in the diet. Duodenal pH was not affected by diet, but pH of faeces increased ($P < .05$) with sulfate supplementation. Mean ruminal NH_3-N concentration was similar for all diets. Because most NH_3-N vaules were above 5 mg/ld, it is doubtful that efficiency of microbial growth was restrained by insufficient NH_3-N concentration (SATTER and SLYTER, 1974).

Interactions between sulfate and thiamin supplementation were detected for OM entering the intestines ($P < .08$) and apparent ($P < .04$) and true (corrected for microbial OM; $P < .03$) digestion of OM in the rumen (Table 4). Ruminal OM digestion was lowest for the diet supplemented with thiamin alone ($P < .05$). Postruminal and total tract OM digestion was variable and similar for all diets. Interactions between supplementations of thiamin and sulfate were detected for starch entering the duodenum ($P < .08$), exiting the rectum ($P < .05$) and digested in the rumen ($P < .09$) and total tract ($P < .06$). Total tract starch digestion was lowest ($P < .05$) for the thiamin diet.

Ruminal and total tract disappearance of fed N was lower ($P < .05$) with the thiamin diet than with basal and sulfate plus thiamin diets (Table 4). Interactions were detected between sulfate and thiamin supplementation for disappearance of N in the rumen ($P < .03$) and total digestive tract ($P < .02$). Microbial efficiency (Table 4) was greatest ($P < .05$) for the thiamin diet though, and an interaction between supplemental thiamin and sulfate was detected ($P < .04$).

The observed changes in site of digestion with these additives were not anticipated. Effects could have been due to alterations in microbial activity or ruminal retention time caused by the additives. However, a change in digesta passage rate large enough to have affected ruminal digestion so markedly is unlikely. Changes in production of propionate in vitro have been reported with 4 mg/kg thiamin added to the diet (CANDAU and KONE, 1980). Some microbes require thiamin for growth (HUNGATE, 1966), and in vitro additions of thiamin may increase growth of bacteria, protozoa and fungi (CANDAU and KONE, 1980). Thiamin supplementation at levels lower than used in our experiment did not alter ruminal digestion of a 44 % roughage diet (ZINN et. al., 1987). Perhaps differences between experiments in conditions such as thiamin levels or simultaneous supplementation of other B-vitamins are involved in the different results. If thiamin shifts site of digestion postruminally, supplementation could increase performance as has been reported from offering 1 g thiamin daily (BRETHOUR, 1975).

In summary, dietary sulfate (Dynamate^R) addition tended to reduce duodenal flow of thiamin, especially with simultaneous supplementation of thiamin. This depression may be of sufficient magnitude to explain why PEM is encountered in cattle fed high concentrate diets containing an appreciable level of sulfate, particularly if thiaminase I activity in ruminal contents is high as can occur with low ruminal pH. Sulfate (Dynamate^R) supplementation affected plasma thiamin concentration positively with a low thiamin diet but negatively when thiamin was added to the diet. The depression of ruminal digestion caused by supplementation of the diet with 1 g thiamin-HCl daily was circumvented by dietary sulfate (Dynamate^R) inclusion. Effects of magnesium and potassium that increased in the diet when sulfate was provided by supplementation with Dynamate^R on the responses observed, along with mechanisms involved in the supplemental thiamin-induced depression of ruminal digestion, deserve further study.

Summary

Effects of dietary supplementation of thiamin-HCl (1 g daily) and a feed grade double sulfate of magnesium and potassium (Dynamate^R, added at 1.8 % of diet dry matter; referred to as sulfate) on ruminal passage of thiamin and site of digestion in dairy steers (464 kg initial weight) fed a 77 % concentrate diet were determined in a 4×4 Latin square experiment. Sulfate supplementation tended to reduce duodenal thiamin flow with ($P < .08$) and without ($P > .10$) added thiamin. Supplementation with thiamin alone decreased ruminal disappearance of fed organic matter and nitrogen ($P < .03$) and total tract disappearance of starch ($P < .06$) and nitrogen ($P < .02$), and increased ruminal microbial efficiency ($P < .04$). Sulfate addition to the high thiamin diet alleviated these effects but depressed microbial efficiency ($P < .05$). Sulfate included in the diet without added thiamin affected plasma thiamin positively, whereas sulfate added to the diet with supplemental thiamin changed plasma thiamin negatively (interaction, $P < .06$). In conclusion, a marked depression of ruminal digestion induced by dietary thiamin-HCl supplementation disappeared upon dietary addition of sulfate and sulfate depressed the quantity of thiamin passing from the rumen. Because preventing thiamin deficiency and optimizing site of digestion in feedlot cattle are desired, these changes deserve further study.

Zusammenfassung

A. L. GOETSCH und F. N. OWENS

Wirkung einer Zulage von Sulfat (Dynamate[R]) und Thiamin-HCl auf die Passage von Thiamin am Duodenum und den Ort der Verdauung bei Bullen

An Milchrind-Bullen (464 kg Lebendmasse zu Versuchsbeginn) wurde in einem 4×4 lateinischen Quadrat-Experiment die Supplementation der Diät mit Thiamin-HCl (1 g/d) und einer Sulfatmischung aus Magnesiumsulfat und Kaliumsulfat (Dynamate[R], mit 1,8 % der Diät-TS) auf die ruminale Passage von Thiamin und den Ort der Verdauung geprüft. Die Sulfatergänzung bewirkte in der Tendenz eine Reduzierung des duodenalen Thiaminflusses mit zugesetztem Thiamin ($P < 0{,}08$) und ohne zugesetztes Thiamin ($P < 0{,}10$). Die alleinige Thiaminzulage reduzierte die ruminale Verschwindensrate der gefütterten org. Subst. und des Stickstoffs ($P < 0{,}03$) sowie die Verschwindensrate der Stärke ($P < 0{,}06$) und des Stickstoffs ($P < 0{,}02$) im Gesamttrakt und steigerte die ruminale mikrobielle Effizienz ($P < 0{,}04$). Nach Zulage von Sulfat zur Thiamin-Diät wurden diese Effekte gemildert, jedoch eine starke depressive Wirkung auf die mikrobielle Effizienz erzielt ($P < 0{,}05$). Eine alleinige Sulfatzulage (ohne Thiaminzulage) wirkte auf den Thiaminspiegel des Plasmas positiv, dagegen kam es zu einer negativen Interaktion, wenn Sulfat und Thiamin gleichzeitig zugelegt wurden ($P < 0{,}06$). Es ist zu schlußfolgern, daß eine deutliche Depression der ruminalen Verdauung durch die Zulage von Thiamin-HCl induziert wurde, diese verschwand nach der Sulfatzulage. Das Sulfat erniedrigte die vom Pansen zum Dünndarm passierende Thiaminmenge. Da die Verhütung eines Thiaminmangels und die Optimierung des Ortes der Verdauung in der Rinderfütterung wünschenswert sind, verdienen die beobachteten Veränderungen eine weitere Untersuchung.

Резюме

А. Л. Гоеч и Ф. Н. Овенс

Влияние добавки сульфата (*Dynamate*^{R}) и тиамина-HCl на пассаж тиамина у дуоденума и на место переваривания у бычков

Проводились опыты на бычках молочного направления (вначале опыта 464 кг ЖМ), где с помощью 4×4 латинского квадрата определилось влияние добавления к диете тиамина-HCl (1 г в сутки) или смеси из сульфата магния и сульфата калия (*Dynamate*^{R}, 1,8 % к сухому в-ву диета) на руминальный пассаж тиамина и место переваривания. Добавка сульфатом вела в тенденции к сокращению дуоденального пассажа тиамина, если добавился тиамин ($P<0{,}08$) и если не добавился тиамин ($P<0{,}10$). Только добавление тиамина сокращалось руминальное исчесновения скормленных органического в-ва и азота ($P<0{,}03$), а относительно общего пищеварительного тракта оно сокращалось исчесновение крахмала ($P<0{,}06$) и азота ($P<0{,}02$) и вело к повышению руминальной микробной эффективности ($P<0{,}04$). Эти эффекты ослабились при добавке сульфата к диете с тиамином, но, таким образом, определилось сильное уничтожительное влияние на микробную эффективность ($P<0{,}05$). При добавке только сульфата (без добавления тиамина) наблюдали положительное влияние на уровень тиамина в плазме, но с другой стороны появились отрицательные взаимоотношения, если одновременно добавились и сульфат и тиамин ($P<0{,}06$). Сделается вывод, что добавление тиамина-HCl ведёт к значительному нарушению (депрессии) руминального переваривания, которое исчезается после добавления сульфатом. Сульфат сокращался количества тиамина во время пассажа из рубца до тонкой кишки. Полученные результаты относительно данных изменений целесообразные, потому что очень важно предотвращать недостатка в тиамине и оптимизировать место переваривания у крупного рогатого скота.

References

[1] AOAC. Official Methods of Analysis (12th edn.). Official Analytical Chemists, Washington, DC, (1975)

[2] AOAC. Official Methods of Analysis (14th edn.). Official Analytical Chemists, Washington, DC, (1984)

[3] BRENT, B. E. and E. E. BARTLEY: J. Anim. Sci. **59**, 813 (1984)

[4] BRETHOUR, J. F.: J. Anim. Sci. **35**, 260 (Abstr.) (1975)

[5] BREVES, G. M., M. BRANDT, H. HOELLER and K. ROHR: J. Agr. Sci. (Camb.) **96**, 587 (1981)

[6] BRODERICK, G. A. and J. H. KANG: J. Dairy Sci. **63**, 64 (1980)

[7] CANDAU, M. and L. KONE: Reprod. Nutr. Develop. **20**, 1695 (1980)

[8] GOERING, H. K. and P. J. VAN SOEST: Forage Fiber Analyses. Apparatus, Reagents, Procedures and Some Applications. Agr. Handbook No. 379. ARS, USDA (1970)

[9] GRIGAT, G. A. and G. W. MATHISON: Can. J. Anim. Sci. **63**, 117 (1983)

[10] HILL, F. N. and D. L. ANDERSON: J. Nutr. **64**, 587 (1958)

[11] HOELLER, H., M. FECKE and K. SCHALLER: J. Anim. Sci. **44**, 158 (1977)

[12] HUNGATE, R. E. The Rumen and Its Microbes. Academic Press. New York, NY (1966)

[13] MACRAE, J. C. and D. G. ARMSTRONG: J. Sci. Food Agr. **19**, 578 (1968)

[14] MILLER, B. L., J. C. MEISKE and R. D. GOODRICH: J. Anim. Sci. **62**, 473 (1983 a)

[15] MILLER, B. L., J. C. MEISKE and R. D. GOODRICH: J. Anim. Sci. **62**, 484 (1983 b)

[16] SADLER, W. C., J. H. MAHONEY, H. C. PUCH, D. L. WILLIAMS and D. E. HODGE: J. Anim. Sci. **57** (Suppl. 1): 467 (1983)
[17] SATTER, L. D. and L. L. SLYTER: Brit. J. Nutr. **32**, 199 (1974)
[18] SMITH, R. H. In: I. W. MCDONALD and A. C. I. WARNER: (Ed.) Digestion and Metabolism in the Ruminant. p. 399. Univ. of New England Printing Unit. Armidale, Australia (1975)
[19] STEINBERG, V. W. and W. KAUFMANN: Z. Tierphysiol. Tierernährg. u. Futtermittelkde. **39**, 289 (1977)
[20] ZINN, R. A. and F. N. OWENS: In: F. N. OWENS (Ed.) Protein Requirements for Cattle: Symposium p. 26. Oklahoma Agr. Exp. Sta. MP-109, (1982)
[21] ZINN, R. A., F. N. OWENS, R. L. STUART, M. R. DUNBAR and B. B. NORMAN: J. Anim. Sci. (1987)

Acknowledgement

The authors gratefully acknowledge assistance of Dr. R. L. STEWART (Roche Chemical Division, Hoffman-LaRoche, Inc., Nutley, NJ 07110) for partial financial support and thiamin analysis.

Received 9 January 1987

Address of authors:

Dr. A. L. GOETSCH
Animal Science Dept., University of Arkansas, Fayetteville 72701, USA
Dr. F. N. OWENS
Animal Science Dept., Oklahoma State University, Stillwater 74078, USA

Arch. Anim. Nutr., Berlin 37 (1987) 12, 1085–1099

Akademie der Landwirtschaftswissenschaften der DDR
Forschungszentrum für Tierproduktion Dummerstorf-Rostock
Bereich Tierernährung „Oskar Kellner"

K. KRAWIELITZKI, RUTHILD SCHADEREIT, EDDA BORGMANN und BRIGITTA EVERS

Prüfung von $^{51}Cr_2O_3$ und TiO_2 als Marker für die Bestimmung von Passagerate und Proteinverdaulichkeit bei Ratten

1. Einleitung

Zur Bestimmung der Passagezeit durch den Verdauungstrakt werden u. a. Metalloxide wie Cr_2O_3, Fe_2O_3 und TiO_2 eingesetzt (KOTB u. LUCKEY, 1972). Die Wiederfindungsraten im Kot lagen für Menschen und Tiere bei genügend langer Beobachtung ($t \geqq 3$ Tage) stets bei 96,7 ... 103 % (ROSE, 1964; SHARPE u. ROBINSON, 1970 u. a.).

Der Vergleich der Verdaulichkeitsbestimmung über Cr_2O_3 als Marker mit anderen konventionellen Methoden erbrachte bei allen Tierarten gute bis zufriedenstellende Übereinstimmung (KOTB u. LUCKEY, 1972; WARNER, 1981). Auch in neuerer Zeit wurden Cr_2O_3 und z. T. auch TiO_2 mit gutem Erfolg als Marker zur Bestimmung der Proteinverdaulichkeit eingesetzt (z. B. KENNELLY u. AHERNE, 1981; SOUFFRANT u. a., 1981; ROSELUND u. NJAA, 1982; BERGNER u. a., 1984; JAGGER u. a., 1984; PARTRIDGE u. a., 1985), in steigendem Maße auch als Indikatorsubstanz bei der Bestimmung der präzäkalen Verdaulichkeiten (SOUFFRANT u. a., 1981; BERGNER u. a., 1984).

Radioaktiv markiertes (Chrom(III)-oxyd ($^{51}Cr_2O_3$) wird seit Ende der 50er Jahre als fäkaler Marker verwendet (KRANE u. a., 1957, 1959; SOUFFRANT u. a., 1981) Auch für $^{51}Cr_2O_3$ beträgt die Wiederfindungsrate bei entsprechend langer Sammelperiode ($t \geqq 10$ Tage) nahezu 100 % (SASSOON, 1966; DAVIGNON u. a., 1968). Der entscheidende Vorteil von radioaktivem $^{51}Cr_2O_3$ als Marker gegenüber unmarkiertem Cr_2O_3 besteht in der wesentlich geringeren Indikatormenge sowie in der relativ einfachen und zerstörungsfreien Meßbarkeit über die emittierte-α-Strahlung. Dadurch empfiehlt sich dieser Indikator besonders zur Bestimmung der zeitlichen Passage von Chymus sowie zur Ermittlung der fäkalen und ilealen Verdaulichkeit bei Kleintieren, z. B. Ratten, bei denen die anfallenden Kot- und Chymusmengen sehr gering und andere Indikator-Methoden nicht ausreichend genau sind.

In der vorliegenden Arbeit sollte an wachsenden Ratten die Eignung von $^{51}Cr_2O_3$ und im Vergleich dazu von TiO_2 als Marker für die Bestimmung der Transitzeit des Chymus, der fäkalen Proteinverdaulichkeit und des endogenen N-Anteils im Dünndarm geprüft werden.

2. Material und Methode

In einer 3teiligen Versuchsserie wurden jeweils 5 männliche Wistarratten (institutseigener Inzuchtstamm) mit 80 g mittlerer Lebendmasse in Einzelkäfigen gehalten, die eine quantitative Trennung von Kot und Harn ermöglichten. Die Umgebungstemperatur betrug 22 °C. Die Tiere wurden täglich einmal um 8.00 Uhr gefüttert; Wasser stand ad libitum zur Verfügung. Vor Versuchsbeginn wurden die Ratten 3 Tage lang an die Versuchsbedingungen adaptiert. Tab. 1 gibt eine Übersicht über alle 3 Versuche; in Tab. 2 sind die analytisch ermittelten Rohnährstoffgehalte der Futterrationen angegeben.

Tabelle 1 (Table 1)
Versuchsübersicht
(Concept of experiments)

	Versuch 1 (Experiment 1)	Versuch 2 (Experiment 2)	Versuch 3 (Experiment 3)
Futter (Food)	Ratten- u. Mäuse (RM) Zuchtfutter (Commercial feed for rats and mice, RM-feed) 7,5 g TS/d	RM-Zuchtfutter +15 % Strohmehl (RM-feed +15 % straw meal) 7,6 g TS/d	RM-Zuchtfutter (RM-feed) 7,5 g TS/d
Anzahl d. Tiere (Number of animals)	5	5	5
Marker: (Marker)	135 MBq $^{51}Cr_2O_3$ +100 mg TiO_2	135 MBq $^{51}Cr_2O_3$ +100 mg TiO_2	135 MBq $^{51}Cr_2O_3$ +59,3 mg TiO_2
Verabreichung: (Application)	einmalig innerhalb 1 h in 2 g Futter (Single dosis during 1 h within 2 g of feed)	einmalig innerhalb 1 h in 2 g Futter (Single dosis during 1 h within 2 g of feed)	5 d lang mit der Ration (Continually during 5 d together with the ration)
Kotsammlung nach: (Sampling of faeces)	3, 6, 9, 12, 15, 24, 36, 48, 60, 72 h	3, 6, 9, 12, 18, 24, 36, 48, 60 h	täglich 1 mal über 5 d (Once daily during 5 d)

Tabelle 2 (Table 2)
Nährstoffgehalt der Rationen
(Nutrient content of the diets)

		Ratten- u. Mäusefutter ohne Strohmehl (Versuch 1 u. 3) (Commercial feed for rats and mice without straw meal, Experiment 1 and 3)	RM-Futter mit 15 % Strohmehl (Versuch 2) (Commercial feed for rats and mice with 15 % straw meal, Experiment 2)
Rohprotein (Crude protein)	(% d. TS) (% of Dry matter)	20,23	19,08
Rohfaser (Crude fibre)	"	5,08	9,43
Rohfett (Crude fat)	"	2,77	2,35
Rohasche (Ash)	"	6,24	6,19
TS (%) (Dry matter, %)	"	87,97	89,39

Da Cr_2O_3 zur Aggregation neigt (KOTB u. LUCKEY, 1972), empfahlen BRANDT und THACKER (1958) sowie SASSOON (1966) eine Pulverisierung des Cr_2O_3 mit Laktose. Im vorliegenden Versuch wurde das $^{51}Cr_2O_3$ mit dem zweiten Marker TiO_2 (Verhältnis etwa 3 : 1000) gemeinsam pulverisiert, das Markergemisch zunächst mit einer Teilmenge des Futters und diese schließlich mit der Gesamtfuttermenge gleichmäßig gemischt. Dadurch wurde die Gefahr einer Anreicherung des $^{51}Cr_2O_3$ durch Entmischen vermindert und innerhalb der Grenze von ± 5 % eine homogene Verteilung beider Marker im Futter erreicht.

In Versuch 1 und 2 erhielten die Tiere jeweils einmalig 135 MBq $^{51}Cr_2O_3$ (450 MBq/mg Cr_2O_3) sowie 100 mg TiO_2* in 2 g Futter (Trockensubstanz) verabreicht. Diese Futtermenge wurde innerhalb einer Stunde verzehrt. Anschließend erhielten die Versuchstiere die restliche Futterration (5,5 g Trockensubstanz ohne Marker) und an den folgenden Tagen wieder im normalen Rhythmus 7,5 g Futter pro Tag. Die Bestimmung der N-, der $^{51}Cr_2O_3$- und der TiO_2-Ausscheidung im Kot erfolgte über 3 Tage in den angegebenen Zeitintervallen (s. Tab. 1) nach Verabfolgung des markierten Futters. Nach Versuchsende wurden die Tiere getötet und die N- und Markergehalte in Magen, Dünndarm (1., 2. und 3. Drittel), Zäkum und Dickdarm bestimmt. Im Sammelharn sowie im Schlachtblut der Versuchstiere erfolgte eine Aktivitätsprüfung.

In Versuch 3 verabreichten wir die Marker $^{51}Cr_2O_3$ und TiO_2 als Dauergabe jeweils mit der Tagesfutterration über die gesamte Versuchszeit von 5 Tagen (135 MBq $^{51}Cr_2O_3$ und 59,3 mg TiO_2 pro Tag). Während des Versuches wurden täglich Kotproben genommen und darin die ausgeschiedene N-Menge, der Gehalt an $^{51}Cr_2O_3$ und TiO_2 bestimmt und anschließend die scheinbare N-Verdaulichkeit (sV-N) nach der konventionellen Kotanalysenmethode und nach der Indikatormethode mit Hilfe der folgenden Formeln berechnet:

Konventionelle Kotanalysenmethode:

$$\text{(Gl. 1)}\quad \text{sV-N}\ [\%] = \frac{\text{N-Einnahme} - \text{N-Kotausscheidung}}{\text{N-Einnahme}} \cdot 100$$

Indikatormethode:

$$\text{(Gl. 2)}\quad \text{sV-N}\ [\%] = \frac{\left[\dfrac{\text{mg N}}{\text{ME Marker}}\right]_{\text{Futter}} - \left[\dfrac{\text{mg N}}{\text{ME Marker}}\right]_{\text{Kot}}}{\left[\dfrac{\text{mg N}}{\text{ME Marker}}\right]_{\text{Futter}}} \cdot 100$$

ME = Mengeneinheit
1 ME für $^{51}Cr_2O_3$ = 1000 CPM (Counts per minute)
1 ME für TiO_2 = 1 mg TiO_2

Nach Beendigung des Versuches wurden diese Tiere ebenfalls getötet und wie bei Versuch 1 und 2 weiterbearbeitet.

Die Bestimmung des Stickstoffgehaltes erfolgte nach KJELDAHL (Semimikromethode), die Bestimmung an TiO_2 im Kjeldahlaufschluß nach Behandlung mit H_2O_2 photometrisch entsprechend dem Verfahren von BRANDT u. a. (1983). Der $^{51}Cr_2O_3$-Gehalt wurde durch Messung der γ-Aktivität der unbehandelten Proben unter Verwendung der universellen Szintillationssonde VA-S-50 und des Einkanal-Strahlungs-

* Hersteller des $^{51}Cr_2O_3$: VEB Berlin Chemie
Hersteller des TiO_2: Laborchemie Apolda

meßgerätes Typ 22024 vom VEB RFT Meßelektronik „Otto Schön" Dresden bestimmt. Alle Aktivitätswerte wurden in bezug auf 0-Effekt und radioaktiven Zerfall (Halbwertszeit für $^{51}Cr = 27,8$ Tage) korrigiert.

3. Ergebnisse

3.1. Verteilung der Marker im Futter

Um die homogene Verteilung des Markergemisches im Versuchsfutter zu kontrollieren, wurden jeweils 10 Parallelproben von 2 g Versuchsfutter jedes Versuches eingewogen und die Aktivität sowie anschließend der TiO_2-Gehalt in diesen Proben bestimmt. Die Aktivitätsbestimmung ergab für $^{51}Cr_2O_3$ folgende Werte:

Versuch 1: 104662 ± 4375 CPM/g Futter (±4,18 %)
Versuch 2: 101782 ± 4556 CPM/g Futter (±4,48 %)
Versuch 3: 105500 ± 4220 CPM/g Futter (±4,31 %)

Der gemessene TiO_2-Gehalt in den Futterproben von Versuch 1 und 2 betrug 50 ± 1,68 mg TiO_2/g Futter, von Versuch 3 29,64 ± 0,65 mg TiO_2/g Futter. Bei Versuch 3 wurde diese Mischung (2 g Futter + Marker) anschließend homogen mit der Resttagesration gemischt. Die Inhomogenität in der Markerverteilung lag in allen Fällen unter 5 % und genügte damit den Genauigkeitsforderungen für Tierversuche.

Tabelle 3 (Table 3)
Lebendmasse und N-Bilanz für Versuche 1 und 2
(Live weight and N-balance for experiments 1 and 2)

		Versuch 1 (Experiment 1) RM-Zuchtfutter (Commercial feed)	Versuch 2 (Experiment 2) RM-Zuchtfutter +15 % Strohmehl (Commercial feed +15 % straw meal)
mittlere Lebendmasse (Average live weight)	[g]	82,3 ± 2,4	100,4 ± 2,5
Lebendmassezunahme (Live weight gain)	[g/d]	2,47 ± 0,67	2,46 ± 0,48
N-Einnahme (N intake)	[mg/d]	242 ± 0,12	232 ± 0
N-Ausscheidung (N excretion)			
Kot (Faeces)	[mg/d]	55,9 ± 2,18	53,5 ± 6,35
Harn (Urine)	[mg/d]	108,5 ± 15,6	101,6 ± 16,4
N-Resorption (N absorption)	[mg/d]	186,1 ± 2,3	178,5 ± 6,4
N-Bilanz (N-balance)	[mg/d]	77,6 ± 15,6	76,9 ± 16,3
sV-N (Apparent digestibility of nitrogen)	[%]	76,9 ± 0,95	76,9 ± 2,76

3.2. N-Bilanz

Die Lebendmassen der Versuchstiere sowie die N-Bilanzen für die Versuche 1 und 2 sind in der Tab. 3 zusammengestellt.

Demnach ergaben sich trotz differenter Rohfasergehalte bezüglich N-Bilanz und scheinbarer Verdaulichkeit zwischen beiden Varianten kaum Unterschiede.

3.3. Markerausscheidung nach einmaliger Verabfolgung

Der zeitliche Verlauf der Ausscheidung an $^{51}Cr_2O_3$ und TiO_2 für Versuch 1 wurde in Tab. 4, für Versuch 2 in Tab. 5 dargestellt.
Die Widerfindungsrate für $^{51}Cr_2O_3$ betrug

in Versuch 1: 96,5 ... 105,4 %; Mittelwert $\bar{x} = 100{,}1 \pm 3{,}8$ %
in Versuch 2: 94,2 ... 98,6 %; Mittelwert $\bar{x} = 96{,}2 \pm 1{,}9$ %

In beiden Versuchen konnte weder im Harn noch im Blut Aktivität von ^{51}Cr nachgewiesen werden. Auch im Intestinaltrakt war bei Versuchsende 3 Tage nach einmaliger Verabfolgung des Markers keine Restaktivität meßbar.

Für TiO_2 als Marker betrug die Wiederfindungsrate $96{,}5 \pm 3{,}6$ % in Versuch 1 bzw. $100{,}6 \pm 7{,}0$ % in Versuch 2. Die zeitliche fäkale Ausscheidung zwischen TiO_2 und $^{51}Cr_2O_3$ zeigte weder in Versuch 1 noch in Versuch 2 signifikante Unterschiede (vgl. Tab. 4 und 5), d. h. sie verlief innerhalb einer Fütterungsvariante für beide Marker zeitsynchron.

Tabelle 4 (Table 4)

Ausscheidungsverlauf von $^{51}Cr_2O_3$ und TiO_2 im Kot nach einmaliger Verabfolgung des Markers; $\bar{x}$ von 5 Ratten im Versuch 1

(Course of excretion of $^{51}Cr_2O_3$ and TiO_2 in faeces after single administration of the marker; $\bar{x}$ of 5 rats, experiment 1)

Zeit nach Applikation (Time after administration) (h)	Versuch 1, RM-Zuchtfutter (Experiment 1, commercial feed) Markerausscheidung (Excretion of the marker) $^{51}Cr_2O_3$ (CPM)	TiO_2 (mg)	Markerausscheidung, kumulativ in Prozent der Einnahme (Excretion on the marker, cumulative, in % of intake) $^{51}Cr_2O_3$ (%)	TiO_2 (%)
3	0	0	0	0
6	0	0	0	0
9	39248	29,9	37,5 ± 15,1	29,9 ± 7,6
12	32759	34,3	68,6 ± 9,9	64,2 ± 4,6
15	12873	19,3	84,5 ± 4,3	83,5 ± 1,0
24	8478	4,9	92,6 ± 5,3	88,4 ± 4,2
30	4741	3,2	97,1 ± 4,2	91,6 ± 5,5
36	3192	3,1	99,0 ± 4,1	94,7 ± 4,3
48	199	0	99,1 ± 4,0	94,7 ± 4,4
60	649	1,2	99,9 ± 3,9	95,9 ± 4,0
72	188	0,6	100,1 ± 3,8	96,5 ± 3,6
Marker-Einnahme (Marker intake)	104662 ± 4375	100		

Tabelle 5 (Table 5)

Ausscheidungsverlauf von $^{51}Cr_2O_3$ und TiO_2 im Kot nach einmaliger Verabfolgung des Markers; $\bar{x}$ von 5 Ratten im Versuch 2

(Course of excretion of $^{51}Cr_2O_3$ and TiO_2 in faeces after single administration of the marker; average of 5 rats, experiment 2)

	Versuch 2, RM-Zuchtfutter + 15 % Strohmehl (Experiment 2, commercial feed + 15 % straw meal)			
Zeit nach Applikation (Time after administration)	Markerausscheidung (Excretion of the markers)		Markerausscheidung, kumulativ in Prozent der Einnahme (Excretion of the marker, cumulative in % of intake)	
	$^{51}Cr_2O_3$	TiO_2	$^{51}Cr_2O_3$	TiO_2
(h)	(CPM)	(mg)	(%)	(%)
3	0	0,3	0	0,3 ± 0,1
6	24631	25,2	24,2 ± 16,4	24,0 ± 18,4
9	37049	39,4	60,6 ± 6,8	61,1 ± 4,2
12	16998	17,6	77,3 ± 3,1	77,6 ± 5,6
15	3766	3,5	81,0 ± 3,4	81,2 ± 4,1
24	6310	6.6	87,2 ± 4,1	88,2 ± 7,1
30	4987	6,5	92,1 ± 4,4	93,8 ± 4,1
36	3053	5,2	95,1 ± 2,2	99,1 ± 7,1
48	509	0,9	95,6 ± 2,1	100,0 ± 7,1
60	610	0,6	96,2 ± 1,9	100,6 ± 7,0
72	0	0	96,2 ± 1,9	100,6 ± 7,0
Marker-Einnahme (Marker intake)	101782 ± 4556	100		

Der Verlauf der kumulativen fäkalen Ausscheidung an $^{51}Cr_2O_3$ in Prozent der verabfolgten Markermenge wurde in Abb. 1 für beide Futterrationen graphisch dargestellt.

Beide Ausscheidungskurven weisen den typischen sigmoiden Verlauf auf. Auch für TiO_2 als Marker ergibt sich prinzipiell der gleiche Verlauf.

Aus der Darstellung geht hervor:

1. Die Ausscheidung von $^{51}Cr_2O_3$ (und analog auch von TiO_2) beginnt bei Gabe von Zuchtfutter 7 ... 8 h und bei Gabe von Zuchtfutter + 15 % Strohmehl 5 ... 6 h nach der Fütterung. Durch die Strohmehlzulage wird die Passage des Chymus durch den Verdauungstrakt beschleunigt.

2. Die Varianz für die Passagezeit des Markers ist bei den Tieren beider Fütterungsvarianten relativ gering (0,8 ... 1,5 h). Die Ausscheidung erfolgt sehr schnell. 50 % des verabfolgten Markers sind bereits nach

10 ± 1,0 h bei Versuch 1 bzw.
 8 ± 1,0 h bei Versuch 2 ausgeschieden.

Die Passagezeit für 80 % Wiederfindung des Markers beträgt für beide Marker einheitlich

14 ± 1,0 h für Zuchtfutter (Versuch 1)
14 ± 2,0 h für Zuchtfutter ± 15 % Strohmehl (Versuch 2)

3. Ab 12. Stunde nach Verabfolgung des Markers bestehen keine signifikanten Unterschiede in der Passage des Markers zwischen beiden Futtervarianten.

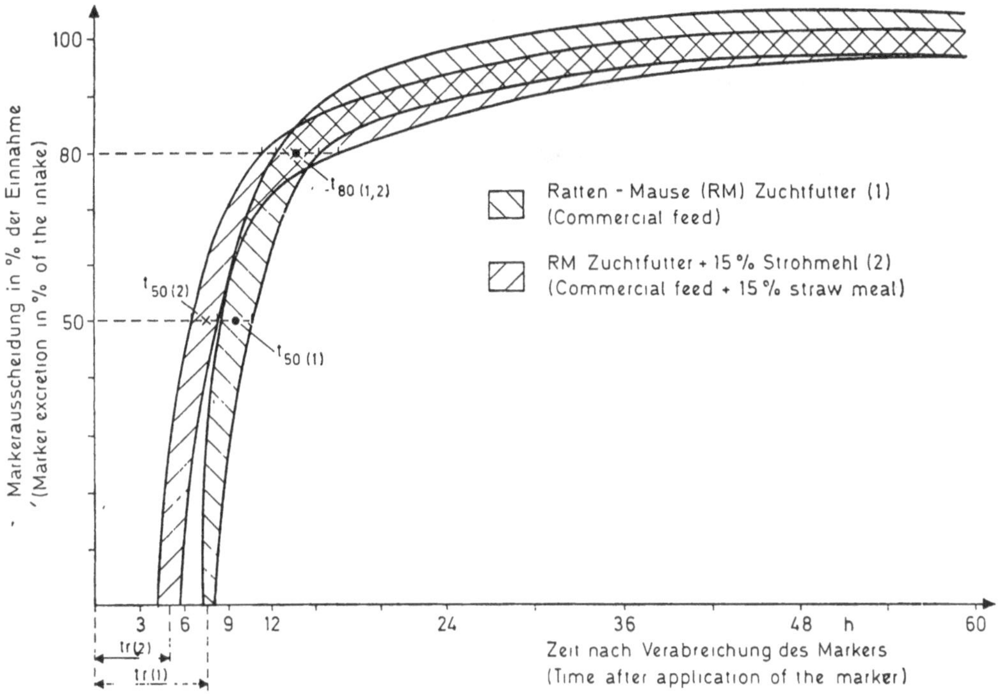

Abb. 1 (Fig. 1) Kumulative Markerausscheidung in % der Einnahme nach einmaliger Verabfolgung (Cumulative marker excretion in % of the intake after single application, Experiment 1 and 2)
tr = Transitzeit
(Transit time)
t_{50} = Passagezeit für 50 % des Markers
(Passage time for 50 % of the marker)
t_{80} = Passagezeit für 80 % des Markers
(Passage time for 80 % of the marker)

Der Zeitpunkt für die vollständige Ausscheidung des Markers ist nicht exakt bestimmbar, da die Ausscheidungskurven asymptotisch gegen 100 % verlaufen. Er liegt zwischen 48 und 60 Stunden nach einmaliger Verabfolgung.

Wird als Maß für die Passage die mittlere Retentionszeit $\bar{t}$ des Markers nach der von Warner (1981) gegebenen Formel (Gl. 3)

$$\bar{t} = \frac{\sum_{i=1}^{n} m_i \cdot t_i}{\sum_{i=1}^{n} m_i}$$

m_i = Menge des Markers, ausgeschieden im i-ten Kotsammelintervall
t_i = Zeit des i-ten Kotsammelintervalls nach der Markergabe

berechnet, so ergeben sich Werte von
14,3 bzw. 14,6 h für RM-Zuchtfutter ($^{51}Cr_2O_3$ und TiO_2) und 12,4 bzw. 13,1 h für RM-Zuchtfutter + 15 % Strohmehl ($^{51}Cr_2O_3$ und TiO_2).
Diese Zeiten stimmen mit den für 80 % Wiederfindungsrate des Markers gefundenen Werten praktisch überein.

3.4. Markerausscheidung bei kontinuierlichen Gaben mit dem Futter

In Versuch 3 betrugen die Wiederfindungsraten bei vergleichbarer Wachstums- und N-Ansatzleistung der Tiere wie in Versuch 1
für $^{51}Cr_2O_3$: 96,0 ... 104,7 % ($\bar{x} = 100,1 \pm 3,61$ %)
für TiO_2 : 97,7 ... 104,9 % ($\bar{x} = 101,4 \pm 3,38$ %).

Die Ausscheidungsraten für beide Marker an den einzelnen Versuchstagen sowie die Restmengen in den verschiedenen Abschnitten des Verdauungstraktes nach Versuchsende – gemessen in Prozent der täglich verabfolgten Markermenge – sind in Tab. 6 ausgewiesen.

Tabelle 6 (Table 6)
Wiederfindungsraten von $^{51}Cr_2O_3$ und TiO_2 in Prozent der täglichen Markermenge im Versuch 3
(Recovery rate of $^{51}Cr_2O_3$ and TiO_2 in % of the daily given amount of the marker, experiment 3)

	Wiederfindungsrate für (Recovery rate of) $^{51}Cr_2O_3$ $\bar{x} \pm s$ (S.D.)		TiO_2 $\bar{x} \pm s$ (S.D.)	
1. Tag (Day)	77,0 ± 8,5		81,1 ± 7,8	
2. Tag (Day)	94,8 ± 14,6	97,1 ± 6,1	97,8 ± 10,4	99,7 ± 3,3
3. Tag (Day)	104,6 ± 16,2		97,2 ± 6,3	
4. Tag (Day)	93,6 ± 22,1		94,7 ± 6,9	
5. Tag (Day)	97,8 ± 8,3		109,7 ± 10,0	
Restmarker im Verdauungstrakt (Remainder marker in the intestinal tract)				
Dünndarm (Small intestine)	1,0 ± 0,97	32,3 ± 3,6	1,4 ± 1,1	26,8 ± 4,6
Dickdarm (Large intestine)	10,0 ± 3,0		7,6 ± 3,0	
Zäkum (Caecum)	20,9 ± 3,8		17,7 ± 2,0	
Gesamtwiederfindungsrate (Total recovery rate)	100,1 ± 3,6		101,4 ± 3,4	

$\bar{x}$ = Mittelwert von jeweils 5 Versuchstieren
s = Standardabweichung
($\bar{x}$ = Average of 5 animals,
SD = Standard deviation)

Die tägliche fäkale Ausscheidung der beiden Marker betrug im Mittel 93 ... 110 % der täglichen Aufnahme und zeigte einen relativ hohen Variationskoeffizienten (± 22 % bei $^{51}Cr_2O_3$ und ± 10 % bei TiO_2), bedingt durch die ungleiche Kotausscheidung an den einzelnen Tagen. Der Variationskoeffizient der täglichen N-Ausscheidung betrug ebenfalls ≈ 10 %. Lediglich am ersten Versuchstag lag die Ausscheidungsquote mit 77 bzw. 81 % der Markereinnahme signifikant ($\alpha < 0,05$) niedriger, was darauf zurückzuführen ist, daß ein Teil des aufgenommenen Markers noch nicht wieder ausgeschieden worden war. Die Restmengen an Marker im Verdauungstrakt zum Versuchsende entsprechen recht genau den fehlenden Mengen an ausgeschiedenem Marker vom ersten Tag (32,3 % ± 3,6 für $^{51}Cr_2O_3$ bzw. 26,8 % ± 4,6 für TiO_2) und stützten damit diese Annahme.

Der Hauptanteil der Marker-Restmenge im Verdauungstrakt befand sich zum Versuchsende im Zäkum (20,9 bzw. 17,7 % der verabfolgten Tagesmenge), gefolgt vom Dickdarm (Kolon + Rektum) (10,0 bzw. 7,6 %). Im Dünndarm wurden nur geringe Restmengen von 1,0 bzw. 1,4 % der verabfolgten Tagesmenge gefunden.

3.5. Ergebnisse der Protein-Verdaulichkeitsbestimmung

Die Ergebnisse der Bestimmung der Proteinverdaulichkeit von Versuch 3 nach der konventionellen Methode und nach der Indikatormethode mit $^{51}Cr_2O_3$ bzw. TiO_2 als Marker wurden in Tab. 7 zusammengefaßt. Die Berechnung der Verdaulichkeit nach der Markermethode entsprechend der Gleichung 2 erfolgte unter Verwendung folgender Analysenwerte für die N-Menge pro Mengeneinheit Marker im Futter:

$^{51}Cr_2O_3$: 1,147 mg N/1000 CPM
TiO_2: 4,082 mg N/mg TiO_2

Wie Tab. 7 zeigt, unterscheiden sich die nach den 3 Methoden ermittelten Werte für die Proteinverdaulichkeit nicht (76,8 bzw. 76,1 bzw. 75,8 %). Weder zwischen den einzelnen Tagen noch zwischen den Versuchstieren ergeben sich signifikante Differenzen für die Proteinverdaulichkeit. Auch die Variationskoeffizienten sind relativ niedrig und zeigen kaum Unterschiede (2,5 ... 4,4 %).

3.6. Ergebnisse der Bestimmung des endogenen N-Anteils im Dünndarm

Im Magen sowie im 1. und 2. Abschnitt des Dünndarms der Tiere aus Versuch 3 war zum Tötungszeitpunkt (24 h nach der letzten Futtergabe) kein Marker nachweisbar. Die geringe Menge an Restindikator im Lumen des 3. Dünndarmabschnittes lag in ihrer Konzentration pro mg N sowohl für $^{51}Cr_2O_3$ als auch für TiO_2 unter der des Futters, was auf die Verdünnung der exogenen Futterproteine durch ins Darmlumen sezernierte endogene Proteine zurückzuführen ist.

Aus dem Verhältnis der N-Mengen pro Mengeneinheit Marker (mg $N/_{1000\,CPM}$ bzw. mg $N/_{mg\,TiO_2}$) im Dünndarm und im Futter läßt sich der endogene N-Anteil in diesem Darmabschnitt nach Gleichung 4 berechnen (s. Tab. 8).

$$\text{(Gl. 4)}\quad \frac{\text{endogener N-Anteil}}{\text{im Dünndarm [\%]}} = 100 - \left(\frac{\left[\frac{\text{mg N}}{\text{ME Marker}}\right] \text{Dünndarm}}{\left[\frac{\text{mg N}}{\text{ME Marker}}\right] \text{Futter}} - 1 \right) \cdot 100$$

ME = Mengeneinheit
1 ME für $^{51}Cr_2O_3$ = 1000 CPM (Counts per minute)
1 ME für TiO_2 = 1 mg TiO_2

Demnach beträgt der endogene N-Anteil im Dünndarm im vorliegenden Versuch zum Schlachtzeitpunkt (24 Stunden nach der letzten Futtergabe) 67 ... 95 %; $\bar{x} = 83,4 \pm$ $\pm 11,1$ % nach der Indikatormethode mit $^{51}Cr_2O_3$ bzw. 64 ... 94 %; $\bar{x} = 83,4 \pm 12,1$ %

Tabelle 7 (Table 7)

Nach der konventionellen bzw. nach der Indikatormethode ($^{51}Cr_2O_3$ bzw. TiO_2) bestimmte N-Verdaulichkeitswerte; Mittelwerte von jeweils 5 Einzeltagen – Versuch 3

(N digestibility estimated by conventional method or by indicator method ($^{51}Cr_2O_3$ resp. TiO_2); average of 5 single days, experiment 3)

Tier-Nr. (Animal No.)	Kot-N-Menge (N amount in faeces)	Verhältnis N/Marker für $^{51}Cr_2O_3$ (Proportion N/ Marker of $^{51}Cr_2O_3$)	Verhältnis N/Marker für TiO_2 (Proportion N/ Marker of TiO_2)	scheinbare N-Verdaulichkeit in % (Apparent N-digestibility in %) konventionelle Methode (Conventional method)	Indikatormethode (Indicator method) mit $^{51}Cr_2O_3$ (by $^{51}Cr_2O_3$)	mit TiO_2 (by TiO_2)
	mg/d	mg N/1000 CPM	mg N/mg TiO_2	(Gl. 1)	(Gl. 2)	(Gl. 2)
1	56,9 ± 2,8	0,281 ± 0,044	0,972 ± 0,076	76,5 ± 1,2	75,5 ± 3,8	76,2 ± 3,0
2	59,2 ± 11,2	0,289 ± 0,059	1,057 ± 0,091	75,6 ± 4,6	74,8 ± 6,0	74,1 ± 2,5
3	54,7 ± 3,6	0,281 ± 0,044	0,967 ± 0,098	77,0 ± 1,9	75,5 ± 4,1	76,3 ± 1,3
4	53,6 ± 8,8	0,264 ± 0,046	1,012 ± 0,101	77,9 ± 3,6	77,0 ± 4,5	75,2 ± 2,5
5	55,2 ± 10,6	0,256 ± 0,026	0,930 ± 0,104	77,2 ± 4,4	77,7 ± 4,4	77,2 ± 0,8
$\bar{x} \pm s$ ($\bar{x} \pm S.D$)	55,9 ± 2,2	0,274 ± 0,014	0,988 ± 0,048	76,8 ± 3,2	76,1 ± 4,4	75,8 ± 2,5

Tabelle 8 (Table 8)
Endogener N-Anteil im Dünndarm von Ratten im Versuch 3 – Berechnung nach Gleichung 4
(Protein of endogenous nitrogen in the small intestine of rats, calculation by means of equation 4, experiment 3)

Tier Nr. (Animal No.)	Gesamt-N-Gehalt im Dünndarm (Total amount of N in the small intestine) mg	endogener N-Anteil im Dünndarm (Portion of endogenous N in the small intestine) $^{51}Cr_2O_3$-Methode ($^{51}Cr_2O_3$-method) mg	%	TiO_2-Methode (TiO_2-method) mg	%
1	19,0	12,6	66,5	12,1	63,7
2	15,8	13,7	87,0	13,9	88,0
3	25,7	23,1	90,1	22,9	89,1
4	13,8	13,0	94,7	13,0	94,7
5	14,0	11,0	78,8	11,4	81,3
$\bar{x}$	17,8	14,7	83,4	14,7	83,4
$\bar{s}$ (S.D.)	± 4,9	± 4,8	±11,1	± 4,7	±12,0

nach der Indikatormethode mit TiO_2, was mit dem von PATRIDGE u. a. (1985) bestimmten Wert von 70 % im distalen Dünndarmabschnitt der Ratte gut übereinstimmt. Bereits im Dünndarm wieder resorbierter endogener Stickstoff wird dabei nicht miterfaßt; die Werte sind daher etwas unterbestimmt.

4. Diskussion

Nach LAPLACE (1972) werden an einen Marker folgende Anforderungen gestellt:

- leichte Dosierbarkeit
- präzise Wiederfindung
- Nichtresorbierbarkeit
- Stabilität während der Passage
- annähernd gleiches spez. Gewicht wie die Digesta.

Auf Grund der hohen Empfindlichkeit und der einfachen Meßbarkeit über die γ-Aktivität wurde $^{51}Cr_2O_3$ als Marker gewählt. TiO_2 wurde als zweiter Marker zum Vergleich herangezogen, da es bei genügend hoher Dosierung nach der Methode von BRANDT u. a. (1983) relativ einfach in der Kjeldahlaufschlußlösung bestimmt werden kann. Die Dosierung der Marker erfolgte für $^{51}Cr_2O_3$ entsprechend den Empfehlungen von SOUFFRANT u. a. (1981) sowie UTLEY u. a. (1970) zu 135 MBq/Tier, die von TiO_2 nach JAGGER u. a. (1984) sowie ROSELUND u. NJAA (1982) zu 5 g/kg Futter, da die Empfindlichkeit der TiO_2-Bestimmung bei geringeren Mengen nicht befriedigend war. Unter den gewählten Bedingungen war eine Bestimmung der Marker auf ± 1 ... 2 % möglich.

In Übereinstimmung mit den Werten anderer Autoren (SASSOON, 1966; DAVIGNON u. a., 1981) lag die Wiederfindungsrate für $^{51}Cr_2O_3$ bei 94 ... 105 % und ist damit sowohl in der Höhe als auch in der Variationsbreite günstiger zu beurteilen als für unmarkiertes Cr_2O_3 als Marker (70 ... 90 % Wiederfindung z. B. SCHNABEL, 1983; BERGNER u. a., 1984; JAGGER u. a., 1984; PARTRIDGE u. a., 1985). In einigen Fällen wurden allerdings auch für $^{51}Cr_2O_3$ geringere Wiederfindungsraten bestimmt (z. B. SOUFFRANT u. a., 1981: Wiederfindungsrate = 81 %). Die Wiederfindungsrate für TiO_2 betrug in unseren Versuchen 98 ... 105 %, was ebenfalls mit dem Ergebnis von BRANDT u. a. (1983) von 97 % gut übereinstimmt.

Die Nichtresorbierbarkeit beider Marker wurde von KOTB u. LUCKEY (1972) nachgewiesen. Analog zu unseren eigenen Ergebnissen fanden auch UTLEY u. a. (1970) nach oraler Gabe von 146 μ Ci ($\triangleq$ 5,4 MBq) $^{51}Cr_2O_3$ an Färsen weder im Blut noch im Harn der Versuchstiere Radioaktivität. Aufgrund dieser Befunde und der praktisch quantitativen Ausscheidung von $^{51}Cr_2O_3$ und TiO_2 im Kot der Versuchsratten innerhalb von 3 Tagen sind beide Marker für die Verdaulichkeitsbestimmungen geeignet.

Für die Bestimmung der Passagerate ist die Wiederfindungsrate des Markers von entscheidender Bedeutung. Die Tab. 4 und 5 zeigen, daß die Passage durch den Darmtrakt für beide Marker praktisch synchron erfolgt und daß 3 Tage nach einmaliger Verabfolgung kein Restmarker im Verdauungstrakt der Ratte mehr vorliegt. Aus Abb. 1 ist weiterhin ersichtlich, daß während der gesamten Passage keine wesentliche Vermischung der durch $^{51}Cr_2O_3$ markierten Futterpartie mit den folgenden bzw. voraufgehenden Futter- oder Chymuschargen erfolgt und daß die Passagezeit recht genau abschätzbar ist. Die Fehlergröße geht kaum über die Inhomogenitäten der Markerverteilung im Futter und die Differenzen in der Länge der Aufnahmezeit für die markierte Futtercharge hinaus.

Da bei der Ratte im Vergleich zum Schwein relativ kurze Passagezeiten zu erwarten sind, wählten wir kurze Sammelintervalle von 3 ...12 Stunden und begrenzten die Untersuchung auf 3 Tage. Legt man entsprechend dem Beispiel von RICHTER u. a. (1970), SANGUILHEM u. a. (1977), KESTING (1984) und SCHNABEL (1983) den Vergleichswert für die Passagezeit bei 80 % der Wiederfindungsrate des Markers fest, so ergeben sich in den vorliegenden Versuchen Zeiten von $14 \pm 1{,}0$ h für Zuchtfutter und $14 \pm 2{,}0$ h für Zuchtfutter + 15 % Weizenstrohmehl (Vgl. Abb. 1) und damit keine Unterschiede zwischen beiden Varianten. Wir empfehlen den Vergleichswert für 50 % Markerausscheidung festzulegen. In diesem Fall ist die Passagezeit für beide Futtervarianten mit $10 \pm 1{,}0$ h bzw. $8 \pm 1{,}0$ h signifikant unterschiedlich ($\alpha < 0{,}01$). Mit TiO_2 als Marker wurden praktisch identische Werte wie für $^{51}Cr_2O_3$ erhalten. Die von zahlreichen Autoren vorwiegend beim Schwein nachgewiesene Verkürzung der Passagezeit durch erhöhten Rohfasergehalt in der Ration (z. B. bei ROTH u. KIRCHGESSNER, 1985, – Verkürzung der mittleren Retentionszeit von 38,9 h auf 32,5 h bei Erhöhung des Rohfasergehaltes von 5,2 auf 9,6 % der Trockensubstanz und bei 2,5fachem Erhaltungsniveau) ließ sich im vorliegenden Versuch auch bei Ratten bis 12 Stunden nach der Markergabe nachweisen (Differenz in der Passagezeit: 2 h bei Erhöhung des Rohfasergehaltes von 5,1 auf 9,4 % Signifikanz $\alpha < 0{,}01$).

Eine Wiederfindungsrate des Markers von 95 % wie es SPILLER u. a. (1980) vorschlagen oder gar 100 % (nach EECKHOUT, 1977) als Grundlage für die Definition der Passagezeit zu wählen, ist nach unseren Untersuchungen unzweckmäßig, da sich die Ausscheidungskurven dem Endwert asymptotisch nähern und da in diesem Bereich bei Wiederfindungsraten von 95 ... 105 % nur grobe Unterschiede in der Passagezeit noch Signifikanz aufweisen (vgl. Abb. 1). Bei Bezug auf die Wiederfindungsmenge des Markers anstelle der Einsatzmenge verschärfen sich allerdings die Differenzen merklich. Auch die Ergebnisse der Verdaulichkeitsbestimmung (Tab. 7) bestätigen die Eigung von $^{51}Cr_2O_3$ und TiO_2 als Marker bei Versuchen mit Ratten. Während die täglichen Ausscheidungsquoten von Kot-N, $^{51}Cr_2O_3$ und TiO_2 erhebliche Schwankungen aufweisen (Variationskoeffizienten 20 ... 30 %), zeigen die täglichen Verdaulichkeitsbestimmungen nach der Marker-Methode eine wesentlich geringere Variation (2,45 ... 4,35 %). Die Marker-Methode mit $^{51}Cr_2O_3$ oder mit TiO_2 führt hier zu zuverlässigeren Verdaulichkeitswerten als die klassische Kotsammelmethode, bei der sich die quantitative Erfassung der Futter- und Kotmengen infolge methodischer Unzulänglichkeiten unsicher gestaltet. Dagegen ist die Indikatormethode unabhängig von etwaigen Futter- bzw. Kotverlusten und zudem mit wesentlich geringeren Probenmengen durchführbar, was längere Sammelperioden über mehrere Tage erübrigt. Die Erfahrungen von ROSELUND und NJAA (1982) werden damit bestätigt.

Das gilt auch für die Bestimmung des endogenen N-Anteils im Dünndarm der Ratte. Die geringeren Lumeninhalte der einzelnen Intestinalabschnitte (teilweise < 5 mg N) ermöglichen noch eine ausreichend genaue Bestimmung dieser Werte (Standardabweichung $\leqq 5$ %), wobei der begrenzende Faktor nicht in der Erfassung des Markers, sondern in der Genauigkeit der N-Bestimmung dieser Proben liegt.

Die scheinbare Proteinverdaulichkeit war für beide geprüfte Futterrationen (Zuchtfutter mit 5,1 % Rohfaser bzw. Zuchtfutter + 15 % Strohmehl mit 9,4 % Rohfaser) gleich (76,9 %).

Als analytische Bestimmungsverfahren für die Indikatoren sollen neben den von uns angewandten Methoden noch die Atomabsorptionsspektroskopie für Cr und Ti (ROSELUND u. NJAA, 1982) sowie die Neutronenaktivierungsanalyse für Cr (POND u. a., 1981) genannt werden. Letztere Methode ist auch vor allem für seltene Erden als Marker anwendbar und eignet sich besonders zur Untersuchung von Passage, Verdauung oder Abbau mehrerer Futterbestandteile bei simultaner Partikelmarkierung.

Die Ergebnisse belegen, daß beide Marker für die Bestimmung der Passagerate und der Proteinverdaulichkeit bei Ratten anwendbar sind. Auf Grund der ermittelten Wiederfindungsraten und Variationskoeffizienten scheint $^{51}Cr_2O_3$ für die Bestimmung der Passagerate, TiO_2 für die Verdaulichkeitsbestimmungen etwas besser geeignet. Jedoch sind diese Unterschiede nur unbedeutend. Die Entscheidung zwischen beiden Markern sollte nach den analytischen Möglichkeiten getroffen werden.

Zusammenfassung

In einem dreiteiligen Versuch mit jeweils 5 Ratten wurde die Eignung von $^{51}Cr_2O_3$ und TiO_2 als Marker zur Bestimmung der Transitzeiten, der Passageraten sowie der Gesamt-Proteinverdaulichkeit und des endogenen N-Anteils im Dünndarm bei kleinsten Probemengen gestestet. Aufgrund der leichten Bestimmbarkeit der beiden Marker, der hohen Wiederfindungsrate (94 ... 105 % für $^{51}Cr_2O_3$; 98 ... 105 % für TiO_2) und der quantitativen Ausscheidung aus dem Verdauungstrakt innerhalb von 3 Tagen sind beide Marker für diese Bestimmungen geeignet. Die Transitzeit betrug in Abhängigkeit vom Rohfasergehalt (5,1 bzw. 9,4 % in der TS) 7 ... 8 h für reines Zuchtfutter und 5 ... 6 h für Zuchtfutter mit 15 % Strohmehlzulage. Nach einmaliger Verabfolgung wurde eine Markerausscheidung in Höhe von 50 % nach 10 ± 1 h bzw. 8 ± 1 h erreicht. Von der 12. Stunde ab bestanden zwischen beiden Diäten keine signifikanten Unterschiede mehr. Der Vergleich der scheinbaren N-Verdaulichkeitswerte nach der konventionellen Methode und nach der Indikatormethode unter Verwendung von $^{51}Cr_2O_3$ bzw. TiO_2 zeigte keinerlei Differenzen. Der endogene N-Anteil am Ende des Dünndarms wurde auf der Grundlage der Indikatorverdünnungsmethode zu 83 ± 11 % für $^{51}Cr_2O_3$ bzw. 83 ± 12 % für TiO_2 bestimmt.

Резюме

К. Кравилитцки, Рутхильд Шадерайт, Эдда Боргманн и Бригитта Еверс

Изучение $^{51}Cr_2O_3$ и TiO_2 в качестве маркирователя для определения количества пассажа и переваримости протеина у крыс

Проводился опыт, который разделился в 3 части по 5 крыс в каждой, где изучились годность $^{51}Cr_2O_3$ и TiO_2 в качестве маркирователя для определения время транзита, количества пассажа, переваримости общего азота и эндогенной доли азота при наималеньких количествах проб. Оба маркирователи приспособляемые для этих измерений из-за их лехкой определяемости, высокого количества при повторном определении (94 ... 105 % у $^{51}Cr_2O_3$, 98 ... 105 % у TiO_2) и полного выделения из пищеварительного тракта не позже 3 дней. Время транзита составило в зависимости от содержания клетчатки (5,1 и 9,4 % к сухому в-ву) 7 ... 8 часов для чистого кора для разведения и 5 ... 6 часов для самого корма только с добавкой 15 % соломенной муки. 10 ± 1 и 8 ± 1 час после однократного введения определились 50 % выделенного маркирователя, а после 12 часов уже нет достоверных различий. Сравнение данных видимой переваримости азота по традиционному индикаторному методом при применении $^{51}Cr_2O_3$ и TiO_2 показалось, что никаких различий.
Эндогенная доля азота в конце тонкой кишки составила – определена на основе индикаторного разбавленного способа – 83 ± 11 % для $^{51}Cr_2O_3$ и 83 ± 12 % для TiO_2.

Summary

K. Krawielitzki, Ruthild Schadereit, Edda Borgmann and Brigitta Evers

$^{51}Cr_2O_3$ and TiO_2 as markers for estimating passage rate and protein digestibility in rats

In a tripartite experiment with five rats each the suitability of $^{51}Cr_2O_3$ and TiO_2 as markers was tested for estimating the transit time and passage rate as well as the total protein digestibility and the proportion of endogenous nitrogen in the small intestine with very small samples. Both markers are suited for these tests because of their simple analysis, their high recovery rate (94 ... 105 % for $^{51}Cr_2O_3$; 98 ... 105 % for TiO_2) and their quantitative excretion in faeces within 3 days. Depending on the level of crude fibre (5.1 resp. 9.4 % of DM) the transit time was found to be 7 ... 8 h for a commercial breeding feed and 5 ... 6 h for this commercial feed + 15 % straw meal.

After the application of a single dosis, the marker excretion of 50 % appeared within 10 ± 1 h resp. 8 ± 1 h, and after the 12th hour there were no significant differences at all. The apparent N-digestibilities estimated by the conventional or the $^{51}Cr_2O_3$ resp. TiO_2 indicator method did not show any differences. The proportion of endogenous nitrogen at the end of the small intestine calculated on the basis of the indicator dilution method was 83 ± 11 % for $^{51}Cr_2O_3$ and 83 ± 12 % for TiO_2.

Literatur

[1] BERGNER, H., U. BERGNER und K. ADAM: Arch. Tierernähr. **34**, 353 (1984)
[2] BRANDT, C. S. und E. J. THACKER: J. Animal Sci. **17**, 218 (1958)
[3] BRANDT, M., G. POEDJIWO, und S. M. ALLAM: Z. Tierphysiol. Tierernähr., Futtermittelkde. **50**, 10 (1983)
[4] CANGUILHEM, R. und C. LABIE: Rev. Med. Vet. **128**, 1669 (1977)
[5] DAVIGNON, J., W. J. SIMMONDS und E. H. AHRENS (Jr.): J. CLIN. Invest. **47**, 127 (1968)
[6] EECKHOUT, W.: Revue Agricult. **25**, 412 (1972)
[7] HAMILTON, T. S., H. H. MITCHELL, C. H. KICK und G. G. CARMAN: Annal. Rep., Illinois-Agricultural Experiment Station 119 (1927/28)
[8] JAGGER, S., J. WISEMANN und D. J. A. COLE: Animal Production **38**, 540 (1984)
[9] KANE, E. A., W. C. JACOBSON und P. M. DAMEWOOD (Jr.): J. Dairy Science **40**, 612 (1957)
[10] KANE, E. A., W. C. JACOBSON, R. E. ELY und L. A. MOORE: J. Dairy Science **42**, 1359 (1959)
[11] KENNELLY, J. J. und F. X. AHERNE: J. Animal Sci. **53**, Suppl. 1, 492 (1981)
[12] KESTING, U.: Arch. Tierernähr. **34**, 336 (1984)
[13] KOTB, A. R. und T. D. LUCKEY: Nutrition Abstracts and Reviews, **42**, 813 (1972)
[14] LAPLACE, J. P.: Ann. Zootechn. **21**, 83 (1972)
[15] PARTRIDGE, J. G., O. SIMON und H. BERGNER: Arch. Tierernähr. **35**, 163 (1985)
[16] POND, K. R., M. G. URBANTKE und D. JAMES: J. Animal Sci. **53**, Suppl. 1, 424 (1981)
[17] RICHTER, K. und B. BUSCH: Arch. Tierernähr. **20**, 679 (1970)
[18] ROSE, G. A.: Gut **5**, 274 (1964)
[19] ROSELUND, G. und L. R. NJAA: Acta Agric. Scand. **32**, 115 (1982)
[20] ROTH, E. X. und M. KIRCHGESSNER: Z. Tierphsyiol., Tierernähr., Futtermittelkde. **53**, 254 (1985)
[21] SASSOON, H. F.: Intern. J. Appl. Rad. and Isotopes **17**, 339 (1966)
[22] SCHNABEL, E.: Ernährungsphysiologische Untersuchungen an Absetzferkeln – Diss. (Prom. A) Akad. d. Landwirtsch.Wiss. der DDR, Dummerstorf-Rostock 104 S. (1983)
[23] SHARPE, S. J. und M. F. ROBINSON: Brit. J. Nutr. **24**, 489 (1970)
[24] SOUFFRANT, W. B., R. KÖHLER und G. GEBHARDT: Arch. Tierernähr. **31**, 35 (1981)
[25] SPILLER, G. A., M. C. CHERNOFF und R. A. HILL: Amer. J. Clin. Nutrit. **33**, 754 (1980)
[26] UTLEY, P. R., J. A. BOLING, N. W. BRADLEY und R. E. TUCKER: J. Nutrit. **100**, 1227 (1970)
[27] WARNER, A. C. I.: Nutr. Abstr. Rev. **51**, 789 (1981)

Eingegangen: 5. Dezember 1986

Anschrift der Autoren:

Dr. K. KRAWIELITZKI, Dr. RUTHILD SCHADEREIT,
Dr. EDDA BORGMANN ind Dr. BRIGITTA EVERS
Forschungszentrum für Tierproduktion
Bereich Tierernährung „Oskar Kellner"
Justus-von-Liebig-Weg, PF 2701/02
DDR - 2500 Rostock

Arch. Anim. Nutr., Berlin 37 (1987) 12, 1101–1114

Institute of Animal Physiology and Nutrition
Polish Academy of Sciences
05-110 Jabłonna, near Warszawa, Poland

R. Bęza

Studies on nitrogen metabolism in rats of different age fed on a protein-free diet

3. Urinary endogenous nitrogen excretion in relation to body size and protein-free feeding duration

1. Introduction

Endogenous nitrogen metabolism in humans and in animals determined when feeding a protein-free diet is represented by nitrogen excreted in urine on a constant level, after preliminary period of feeding this diet. The time needed for the nitrogen excretion to stabilize on a relatively constant level depends on the animal species and the body weight, related to age (Smuts, 1935) as well as on the pool of the co called "labile protein reserves" found in the organism, the magnitude of which depends on the concentration of protein in the diet fed prior to the protein-free diet (Voit, 1866; Thomas, 1909; Ashworth and Brody, 1933a, b; Ashworth, 1935a, b; French et al., 1941; Allison and Fitzpatrick, 1960; Halac, 1962; Fisher and Ashley, 1967).

In research conducted on rats originating from stock fed a standard diet it was assumed that for growing rats after 3 days of feeding the protein-free diet the representative period for endogenous nitrogen excretion is 4 to 6 days (Mitchell, 1924; Mitchell and Carman, 1926; Columbus, 1954; Nehring and Haesler, 1954; Bock et al., 1964; Causeret et al., 1965; Lehman et al., 1968; Uhleman and Poppe, 1970). The average daily excretion of nitrogen during this period, corresponding to the endogenous nitrogen metabolism on the 5th or 6th day of feeding the protein free diet, is related to the initial body mass. The extent of the endogenous nitrogen metabolism when determined in this conventional mode fail to consider the impact of the factor of the time of duration of protein depletion on both variables and their mutual dependence in animals of different age. If in the above research it has been correctly assumed that the endogenous nitrogen metabolism is a function of the body mass, then it appears that an additional condition should be fulfilled, namely a close synchronization of these parameters.

Taking into consideration the above, in the present work we have undertaken to study the impact of the duration of the protein depletion on the relation between the quantity and the rate of excretion the endogenous nitrogen in urine and the body mass decreasing with the time of feeding the protein-free diet but increasing with the age of the rats. The age of the rats ranging in this experiment from 23 to 275 days would permit also to test if the used power function with exponents of 0.67 and 0.75 correctly describe this dependence.

2. Material and Method

A detailed description of the conducted experiment together with the division of the rats into age groups (k) and subgroups (t)-corresponding to the periods of feeding the protein-free diet (PFD) as well as the composition of the PFD are presented in the first part of this work (BĘZA, 1986).

The urine was collected every day from rats kept individually in metabolic cages of the SCHILLER *type*, modified by HORSZCZARUK and BOCK (1963). The daily quantities of urine were collected into 3 % sulfuric acid and kept at 0 °C. Upon the conclusion of the experiment the collection flasks contained the urine collected from each rat individually at $t=3$, 6, 9, 12 and 16 days of feeding the PFD. After filtering the urine the following were determined:

- total nitrogen by the Kjeldahl method,
- urea and
- creatinine.

The last two components will be dealt with in a separate paper. The average (from 5 rats) content of total N in urine after each t-period was related to the duration of feeding the PFD and the calculated daily excretion of endogenous N in urine was related to the body mass on this particular day. The statistical analysis of the results was performed on logarithm values using the model of linear regression $y=a+bx$ and a model of linear multiple regression $y=b_0+b_1x_1+b_2x_2$.
All statistical calculations were performed according to BLISS (1967 and 1970).

3. Results

The content of total N in urine after 3, 6, 9, 12 and 16 days of feeding the PFD, expressed as averages for 5 samples (±SD) are presented in Table 1. The variation

Table 1

The endogenous urinary nitrogen (EUN) excreted by male rats of different age fed on a protein free diet (EUN in mg)

Age of rats in days (k)	Number of rats in group	EUN mean values ± SD after t days				
		3	6	9	12	16
23	25	47 ± 2	85 ± 4	114 ± 14	148 ± 14	174 ± 11
26	25	60 ± 11	88 ± 10	126 ± 13	182 ± 30	185 ± 24
29	25	55 ± 11	111 ± 22	149 ± 24	186 ± 39	215 ± 20
35	25	126 ± 14	204 ± 9	283 ± 37	335 ± 42	410 ± 37
39	25	166 ± 17	255 ± 24	326 ± 40	312 ± 39	456 ± 52
42	25	165 ± 10	222 ± 28	306 ± 53	401 ± 58	424 ± 69
52	25	186 ± 6	344 ± 53	420 ± 39	601 ± 14	738 ± 62
62	25	229 ± 25	387 ± 31	525 ± 53	711 ± 63	837 ± 56
78	25	337 ± 22	528 ± 15	683 ± 34	805 ± 47	1054 ± 72
98	25	318 ± 21	503 ± 44	753 ± 67	900 ± 45	1221 ± 74
125	25	287 ± 37	536 ± 64	693 ± 30	905 ± 118	1107 ± 83
158	25	353 ± 24	639 ± 39	803 ± 58	1054 ± 30	1158 ± 73
264	25	301 ± 18	576 ± 59	758 ± 72	1042 ± 65	1332 ± 91
275	25	369 ± 17	636 ± 63	957 ± 101	1129 ± 138	1371 ± 115

of the N content in urine in time-subgroups was near similar; the CV % were 9.2, 9.7, 10.5, 10.5 and 8.7 % and for the whole about 10 %.

No statistically significant correlation was found in 12 age groups between the random variation for the sums of nitrogen excreted after the periods t as well as the average daily excretion of nitrogen $\left(\frac{EUN_t}{t}\right)$ and the random variation for the initial body mass (SB_i). In the remaining two groups (26 and 158 days) the random variations were significantly correlated with the SB_i which was however assumed to be

Table 2
Correlation coefficients between the endogenous urinary nitrogen (EUN) and initial shrunk body mass (SB_i) of male rats fed on a protein-free diet (calculated on the remainder variances)

Age of rats in days (k)	No of rats in group	r for EUN_t	r for $\frac{EUN_t}{t}$
23	25	−0.01	−0.07
26	25	0.56**	0.53*
29	25	−0.38	−0.22
35	25	−0.03	−0.17
39	25	−0.33	−0.38
42	25	−0.20	−0.10
52	25	−0.01	0.10
62	25	−0.04	−0.01
78	25	0.31	0.23
98	25	−0.03	−0.15
125	25	−0.16	−0.02
158	25	0.52*	0.60**
264	25	0.32	0.15
275	25	0.27	0.26

coincidental (Table 2). This permitted a further statistical analysis using the averages from Table 1 not adjusted in relation to SB_i. The regression equations between log EUN excreted after t periods and log t, determined for the 14 age groups ($k = 14$) are presented in Table 3. The lines of regression differed between all age groups significantly in their position and slope. The b_k coefficients in 12 groups were found to be significantly below 1 ($P < 0.05$) and in 2 groups (98 and 264 days) the b_k did not differ significantly from 1. Generally it may be assumed that in the range of body mass used, as related to the age of rats, the excretion of EUN decreased with prolonged feeding of PFD. It has been found additionally that the b_k coefficients were not significantly correlated ($P < 0.01$) neither linearly ($r = 0.503$) nor curvilinearly ($R = 0.623$) with the initial body mass (SB_i) despite the fact that both coefficients of correlation are close to the limit values. On the other hand the constants a_k were highly significantly correlated with SB_i ($r = 0.947$). Thus the quantity of nitrogen excreted in urine was found to be significantly correlated with the average initial body mass while the rate of nitrogen excretion during the period of feeding the PFD was related to the SB_i in a less close manner and statistically non-significant.

Using the derivative of function $\frac{d\,EUN}{d\,t}$ from equations in Table 3 the daily ex-

Table 3

Relationships between total endogenous urinary nitrogen (EUN) and duration of protein-free feeding (t) in male rats of different age, calculated on mean values, according to the equation $\log y = a + b \log x$; y = total EUN in mg; $x = t = 3, 6, 9, 12, 16$ days

Age of rats in days (k)	Number of means (n)	$a_k \pm S_a$	$b_k \pm S_b$	t-test	S_E	r
23	5	1.302 ± 0.023	0.792 ± 0.024	$b<1$**	0.014	0.999**
26	5	1.416 ± 0.073	0.728 ± 0.078	$b<1$*	0.044	0.983**
29	5	1.382 ± 0.051	0.813 ± 0.054	$b<1$*	0.031	0.993**
35	5	1.766 ± 0.049	0.705 ± 0.053	$b<1$*	0.030	0.992**
39	5	1.961 ± 0.073	0.553 ± 0.079	$b<1$*	0.045	0.971**
42	5	1.912 ± 0.026	0.606 ± 0.058	$b<1$**	0.033	0.986**
52	5	1.882 ± 0.043	0.816 ± 0.046	$b<1$*	0.026	0.995**
62	5	1.989 ± 0.030	0.775 ± 0.032	$b<1$**	0.018	0.998**
78	5	2.224 ± 0.036	0.651 ± 0.038	$b<1$**	0.022	0.995**
98	5	2.110 ± 0.072	0.795 ± 0.077	$b=1$	0.044	0.986**
125	5	2.083 ± 0.024	0.804 ± 0.026	$b<1$**	0.015	0.998**
158	5	2.218 ± 0.075	0.724 ± 0.080	$b<1$*	0.045	0.982**
264	5	2.063 ± 0.068	0.878 ± 0.073	$b=1$	0.042	0.990**
275	5	2.191 ± 0.032	0.798 ± 0.034	$b<1$**	0.019	0.997**

Regression highly significant for $P<0.01$
Regression lines parallel $F_b = 2.63^* > F_{0.05} = 1.99$
Position of regression lines $F_a = 428^{***} > F_{0.05} = 1.93$

Table 4

Daily endogenous urinary nitrogen (EUN_d) and shrunk body mass (SB_d) of male rats of different age fed on a protein-free diet (EUN_d in mg; SB_d in grams)

Age of rats in days (k)	Day of protein-free feeding 1		3		6		9		12		15	
	EUN_d	SB_d	EUN_d	SB_d	EUN_d	SB_d	EUN_d	SB_d	EUN_d	SB_d	EUN_d	SB_d
23	39	15.[illegible]	38	12.6	36	10.9	35	10.1	34	9.5	34	9.0
26	50	19.0	47	14.1	45	11.7	44	10.4	43	9.7	43	9.1
29	54	19.6	50	16.0	48	14.0	46	13.0	46	12.3	45	11.8
35	79	41.1	72	29.7	68	24.2	66	21.5	64	19.7	63	18.5
39	114	50.6	106	31.0	100	22.7	98	19.0	96	16.7	94	15.1
42	121	49.3	112	32.1	107	24.4	104	20.8	102	18.6	100	17.0
52	166	62.2	153	50.8	146	44.7	142	41.5	138	39.4	136	37.8
62	206	75.6	194	59.0	187	50.5	183	46.1	180	43.2	177	41.1
78	267	109.1	252	74.4	243	58.4	238	50.7	234	45.9	232	42.5
96	304	102.5	285	81.8	274	71.0	268	65.3	264	61.6	261	58.8
125	331	97.5	314	78.5	303	68.5	297	63.3	293	59.8	290	57.2
158	357	119.5	337	88.2	324	72.9	317	65.1	313	60.2	308	56.6
264	403	101.6	385	88.7	371	81.7	363	77.6	358	75.0	355	72.9
275	446	124.0	423	99.3	409	86.3	402	79.5	396	75.0	392	71.7

cretion of urine nitrogen (EUN_d) was calculated in the 1, 3, 6, 9, 12 and 15 day of feeding the PFD. The daily body masses (SB_d) on the same days were determined directly from the relation $SB_j(t)$, published in the first part of this work (Bęza, 1986). The values of EUN_d and SB_d are presented in Table 4. After logarithmic transfor-

Table 5

Relationships between daily endogenous urinary nitrogen (EUN_d) and shrunk body mass (SB_d) of male rats of different age during protein-free feeding
$\log y = a + b \log x$; where: $y = EUN_d$ in mg; $x = SB_d$ in kg

EUN_d in day	Number of means n	$a_d \pm S_a$	$b_d \pm S_b$	t-test	S_E	r	A_d	A_d for b_c
1	14	2.437 ± 0.043	0.846 ± 0.049	$b<1$**	0.064	0.980**	273.5	286.7
3	14	2.355 ± 0.032	0.862 ± 0.036	$b<1$**	0.047	0.990**	226.3	230.5
6	14	2.303 ± 0.034	0.873 ± 0.038	$b<1$**	0.050	0.989**	201.0	200.6
9	14	2.273 ± 0.039	0.879 ± 0.042	$b<1$*	0.056	0.987**	187.5	185.1
12	14	2.252 ± 0.043	0.883 ± 0.046	$b<1$*	0.061	0.984**	178.7	174.7
15	14	2.236 ± 0.046	0.887 ± 0.049	$b<1$*	0.066	0.982**	172.4	167.2

Regression significant $P<0.01$
Regression lines parallel $F_b = 0.12 < F_{0.05} = 2.35$
Position of regression lines $F_a = 34.19 > F_{0.01} = 3.25$
Common $b(b_c) = 0.872 \pm 0.018 < 1$**; $t = 7.11 > t_{0.01} = 2.39$

mation of both variables the equations were determined of linear regression between the EUN_d and the SB_d for 1, 3, 6, 9, 12 and 15 days of feeding the PFD (Table 5). The analysis showed that b_d coefficients did not differ significantly and the common $b_c = 0{,}872 \pm 0{,}018$ was significantly below 1 ($P<0.05$). The a_d values differed among themselves significantly. After reduction to power form this relationship is described by the equation:

$$EUN_d = A_d \cdot SB_d^{0.872 \pm 0.018}$$

where: EUN_d is in mg, SB_d in kg, d–day of feeding the PFD from 1 to 15.

The arrangement of A_d values (Table 5) demonstrates that the daily excretion of nitrogen decreased with time from 287 mg of $N/SB_d^{0.872}$ in the first day to 167 mg of $N/SB_d^{0.872}$ in the fifteenth day of feeding the PFD. This shows that the excretion of EUN_d depends not only on the body mass of the particular day but also, to a large extent on the duration of feeding the PFD.

The linear course of regression between log EUN_d and log SB_d with the significantly different a_d values gave foundation to describing this dependency by linear multiple regression equations presented in Table 6. The analysis showed that the general (R) and partial (r) correlations were highly significant ($P<0.01$). The b_1 coefficient = 0.872 has the same value as obtained for b_c from the linear regression (Table 5). The value of $b_2 = -0{,}1993$ determines the effect of the duration of feeding the PFD on EUN_d excretion. After reduction to power form, the daily excretion of nitrogen in urine depending on the body mass and the duration of feeding the PFD is described by the equation:

$$EUN_d = 286.8 \cdot X_1^{0.872} \cdot X_2^{-0.1993}$$

where: EUN_d in mg, $X_1 - SB_d$ in kg, $X_2 - d$, day of feeding the PFD from 1 to 15.

After substituting $SB_d^{0.872}$ for x_1 we received $b_1 = 1$ and thus we have confirmed that the relationship between the EUN_d and this metabolic body mass is directly proportional (Table 6, equation 2). After substituting for x_1 the metabolic masses, obtained using the conventional exponents of 0.67 and 0.75, the resulting b_1 values

Table 6

Multiple linear regression equations for relationship between daily endogenous urinary nitro-day of protein-free feeding log $d(x_2)$ of male rats of different age.
$\log y = b_0 + b_1 \log x_1 + b_2 \log x_2$; where $= y = \text{EUN}_d$ in mg; $x_1 = SB_d$ in kg; $x_2 = d =$ day on PFD

No of equation	Relationships	b_0	log $SB_d(x_{1,1}$ to $x_{1,4})$ $b_1 \pm S_b$	t-test	Partial r	Standardized regression coefficient
1	$y(x_{1,1}x_2)$	2.4575	0.8720 ± 0.0169	51.66**	0.9852**	0.9396
2	$y(x_{1,2}x_2)$	2.4576	1.0000 ± 0.0194	51.64**	0.9852**	0.9396
3	$y(x_{1,3}x_2)$	2.4576	1.3080 ± 0.0253	51.66**	0.9852**	0.9396
4	$y(x_{1,4}x_2)$	2.4575	1.1626 ± 0.0225	51.66**	0.9852**	0.9396

were also statistically significant but always higher than 1 (Table 6, equations 3 and 4, respectively).

The influence of the duration of feeding the PFD described by $b_2 = -0.1993$ was highly significant and independent of the metabolic body mass used.

4. Discussion

The presented results were obtained using rats uniform as regards origin, sex and conditions of breeding and feeding prior to the experiment as described in part 1 of this work (BĘZA, 1986). According to the observations by ASHWORTH and BRODY (1933a, b), ASHWORTH (1935a, b), CHICK et al. (1935), FRENCH et al. (1941) and HALAC (1962) equalized and full value feeding of rats in the period preceeding the feeding on PFD eliminates the differences in the quantity and rate of excretion of nitrogen in urine during the experiment. The range of the initial body mass of the rats fulfilled the condition imposed by KLEIBER (1961) that when determining the metabolic mass the weight of the biggest, somatically mature, rats should be over tenfold more than the weight of the smallest ones. The periods of feeding the PFD of 3, 6, 9, 12 and 16 days comprised the periods taken when determining endogenous nitrogen, in the assessment of protein BV with the THOMAS (1909) and MITCHELL (1924) methods as well when assessing the NPU of feed protein by the MILLER and BENDER method (1955).

The results obtained in this work demonstrated that the excretion of nitrogen in urine depended significantly on two factors: on the actual body mass and on the duration of feeding the PFD. In research so far, nitrogen excreted in urine when feeding the protein-free diet was related to the initial body mass, that on the first day of feeding the PFD (ASHWORTH, 1935a; ASHWORTH and COWGILL, 1938; NEHRING and HAESLER, 1954; COLUMBUS, 1954; BOCK et al., 1964; CAUSERET et al., 1965; LEHMAN et al., 1968 and UHLEMAN and POPPE, 1970). In this experiment we found that neither the quantities of nitrogen excreted in urine (Table 2) nor the rate of excretion as determined by b_k coefficients (Table 3) were significantly correlated with the initial body mass. On the other hand the daily N-excretion in urine was significantly correlated with the body mass on that day. KENDALL et al. (1982) in their research on dogs of different breed and body mass also found no significant correlation between initial mass ($W_{kg}^{0.75}$) and the average daily N excretion in urine;

gen EUN_d ($\log y$) and shrunk body mass SB_d ($\log x_{1,1}$; $\log x_{1,2}^{0.872}$; $\log x_{1,3}^{0.67}$; $\log x_{1,4}^{0.75}$) and the

$\log d(x_2)$ $b_2 \pm S_b$	t-test	Partial r	Standardized regression coefficient	R	Standard error of regression estimation
-0.1993 ± 0.0149	13.41**	−0.8304**	−0.2439	0.9866**	0.0546
-0.1993 ± 0.0149	13.41**	−0.8303**	−0.2439	0.9866**	0.0546
-0.1993 ± 0.0149	13.41**	−0.8304**	−0.2439	0.9866**	0.0546
-0.1993 ± 0.0149	13.41**	−0.8304**	−0.2439	0.9866**	0.0546

however, a significant correlation was obtained when relating the urinary nitrogen to the final body mass despite the fact that the latter after 14 days of protein-free feeding only slightly decreased.

The rats in this experiment, as we have shown in the first part of this work (BĘZA, 1986), have decreased their body mass on the average by 16 % during 16 days of feeding the PFD, while the excretion of nitrogen in urine decreased more rapidly amounting on average to 49 %. These differences as well as the course of changes in the period of protein depletion expressed in average values are shown in Figure 1.

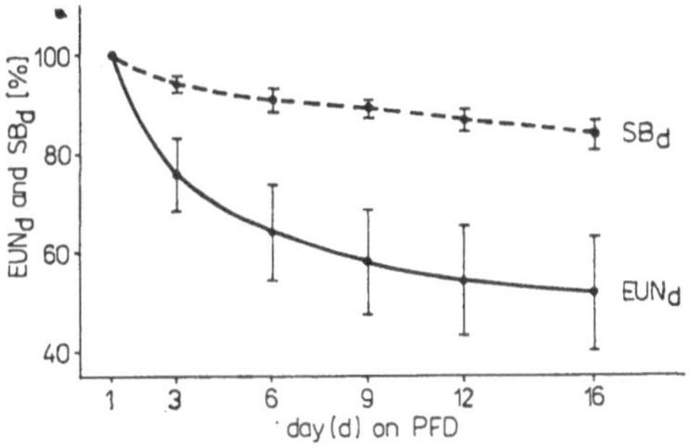

Fig. 1. Daily endogenous urinary nitrogen (EUN_d) and shrunk body mass (SB_d) as per cent of both values on the first day of protein-free feeding of male rats of different age. (EUN_d means $\% \pm SD$)

When expressing the excreted EUN_d on $SB_d^{0.872}$, then in accordance with the values of the A_d coefficients (Table 5) the quantity of EUN_d decreased from 287 mg on the first day to 167 mg on the 15th day of feeding the PFD (Figure 2). On the other hand EUN_d expressed in accordance with the conventional method as a function of the initial body mass ($SB_i^{0.872}$), declined from 287 to 145 mg in the respective period. The significant influence of the duration of feeding the PFD on the decrease of nitrogen excretion in urine results from the slower rate of decrease of the body mass than of the rate of nitrogen excretion, as shown in Figure 1.

The common b_c for 1–15 day of feeding the PFD = 0.872 (Table 5) was confirmed by multiple regression (Table 6); EUN_d related to $SB_d^{0.872}$ yielded directly proportional dependency ($b_1 = 1$ in equation 2). However, when relating EUN_d values to the metabolic mass using the conventional exponents of 0.67 and 0.75, the b_1 coefficients differed significantly from 1 (equations 3 and 4 respectively in Table 6). Thus it may be that in rats the endogenous nitrogen metabolism as a function of the body mass increasing with age has a different rate than the energy metabolism. The coefficient

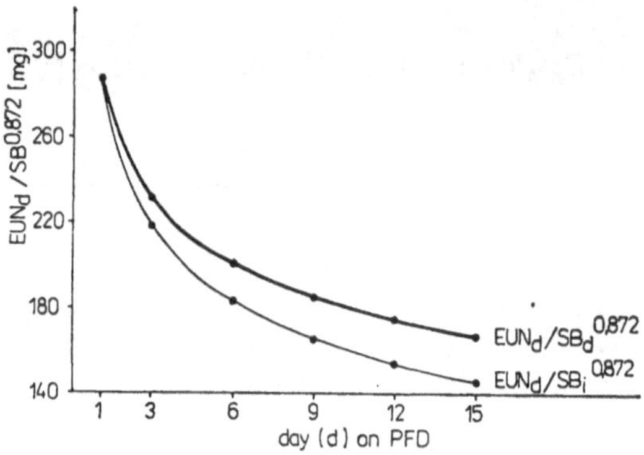

Fig. 2. A comparison of the daily endogenous urinary nitrogen excretion as a function of actual shrunk body mass–$EUN_d (SB_d)^{0.872}$ with excretion related to initial shrunk body mass–$EUN_d (SB_i)^{0.872}$ of male rats of different age on a protein-free diet.

$b_c = 0.872$ differs from the coefficients determined by BRODY et al. (1934); ASHWORTH (1935a), ASHWORTH and COWGILL (1938) and COLUMBUS (1954) for the endogenous nitrogen metabolism in rats of different age fed on PFD. The equations for rats with body mass from 50 to 180 g proposed by NEHRING and HAESLER (1954), BOCK (1958), BOCK et al. (1964), LEHMAN et al. (1968), UHLEMANN and POPPE (1970) are linear. The average daily excretion of nitrogen obtained from a four day collection of urine, preceeded by a 3 day preliminary period, should be close to EUN_d obtained on the 6th day of feeding the PFD. However, the EUN_d excretion calculated for a 100 g

Table 7

Comparison of values for EUN_d obtained in this experiment with those calculated from equations of other authors for 100 g of the rats fed on a protein-free diet (EUN_d in mg; *SB* in g)

Values from the present experiment Initial *SB*	Final *SB* on:	EUN_d per 100 g *SB*	Values for EUN_d in according to other authors
100.0	1st day 100	38.8	27.8 BRODY et al. (1934); 21.2 and 23.6 ASHWORTH (1935a)[1]
106.3	3rd „ 100	31.2	31.5 and 23.0 ASHWORTH and COWGILL (1938)
110.1	6th „ 100	27.2	22.9 COLUMBUS (1954)
112.3	9th „ 100	25.1	19.0 NEHRING and HAESLER (1954)
115.3	12th „ 100	23.7	20.6 BOCK (1958)
119.5	16th „ 100	22.6	39.6 BOCK et al. (1964)
			27.5 CAUSERET et al. (1965)
			34.1. LEHMANN et al (1968)
			27.8 UHLEMANN and POPPE (1970)

[1] EUN-minimum on 100 g *SB* for EUN excretion in relation to the initial and the final body mass, respectively.

rat is in accordance only with excretion determined by the equation by CAUSERET et al. (1965), UHLEMANN and POPPE (1970) and BRODY et al. (1934); see Table 7. On the other hand, these values calculated from equations proposed by the remaining authors (Table 7) differ considerably, and when calculated according to ASHWORTH (1935a) they are close to EUN_d on day 9 and 16 of feeding on PFD. The differences between the values of EUN_d shown in Table 7 are clearly the result of relating N excretion to the initial body mass.

The significant influence of the duration of protein depletion on the rate of decrease of EUN_d, according to the coefficient $b_2 = -0.1993$ (Table 6), was independent both of the metabolic body mass and of the age of the rats. The negative value of this coefficient was probably due to the rapid exhaustion of the pool of more labile proteins, which as it appears from the values of a (Table 5) took place within 8 days of feeding the PFD. The decrease of EUN_d excretion by humans on a protein-free diet was found by MARTIN and ROBISON (1922) and recently by UAUY et al. (1982) who described this relation using an exponential function. The considerable decrease of EUN_d excretion during the first few days they have ascribed to the decrease of labile protein reserves, after the depletion of which the level of nitrogen excretion should stabilize. ALLISON and WANNEMACHER (1965) found the excretion of nitrogen in urine by rats weighing 200 to 250 g to stabilize only when the animals reached a state of severe protein depletion after about 40 days of protein-free feeding. A similar time necessary to stabilize the daily excretion of EUN was found also by YAMAGUCHI and KANDATSU (1973) for adult rats. At the beginning of this period the more labile proteins are exhausted with a fractional catabolic rate of 83.3 % per day and thereafter the less labile ones with a fractional catabolic rate of 0.79 % per day.

Our results showed that the stabilization of EUN_d excretion occurred within 8 days of feeding the PFD as indicated by the arrangement of A_d values on $SB_d^{0.872}$ (Table 5). Assuming that EUN_d of 185 mg/$SB_d^{0.872}$ excreted on the 9th day represents a relatively stable level, then the sum of nitrogen excreted over this amount during 8 days was 296 mg N/$SB_d^{0.872}$ and originated probably from the more labile proteins.

Assuming after ALLISON and WANNEMACHER (1965) and YAMAGUCHI and KANDATSU (1968 and 1973) that the more labile part of protein in the *"protein reserves"* is lost by the organism during the first 4 to 7 days of protein depletion, then the EUN_d determined for the 9th day may represent the nitrogen of less labile proteins with a longer biological half-life than the more labile ones. The most intensive excretion of nitrogen in our experiment was during the first three days on PFD and the sum of nitrogen excreted in this period (exceeding the stabilized value) amounted to 211 mg/$SB_d^{0.872}$, this being 71 % of the whole pool of more labile nitrogen, excreted during the 8 days. In determining the endogenous nitrogen with the conventional method, the extent of these losses is not accounted for since they appear in the preliminary period. The nitrogen excreted between the 3rd and 9th day, the period most frequently used for the assessment of endogenous nitrogen, originating also from the more labile proteins, constituted about 29 % of the whole pool.

The decrease of the nitrogen excretion between the 9th and 15th day of feeding the PFD to 167 mg/$SB_d^{0.872}$ would thus be the result of very slow depletion of the less labile proteins; the sum of nitrogen excreted in addition to the value in the 15th day amounted only to 39 mg N/$SB_d^{0.872}$. The proportion of the more labile proteins in the total protein of the whole body as assessed by YAMAGUCHI and KANDATSU (1968 and 1973), was about 3 %, in the total protein of the liver about 31 %, and in the total muscle protein about 7 %. According to ALLISON (1955) the more labile proteins are used in order to maintain at normal level the biochemical and physiological functions of the organism in the initial period of protein depletion during undernutrition or sickness. The nitrogen lost in the first few days of feeding the PFD according to KOSTERLITZ (1947), CAMPBELL and KOSTERLITZ (1948a), DAWSON and ALLEN (1961) and ALLISON et al. (1963) originated from cytoplasmic protein and from the liver RNA and blood protein. The nitrogen originating from cytoplasmic protein and liver RNA according to CAMPBELL and KOSTERLITZ (1948b) constituted as much as about 60 % of nitrogen excreted in urine. Prolonged feeding on the PFD disturbs the cytoplasmic protein in other organs and tissues, while according to UEZU et al. (1983) the proportion of nitrogen excreted in urine and faeces between the 14 and 31 day of feeding the PFD is strictly proportional to the mass of these tissues. The greatest proportion was of nitrogen originating from muscles and skeleton (71 %), from skin and hair (17 %), from the liver (5.6 %) and from the remaining organs about 6 %.

In the light of the above discussion one should consider that the more labile proteins, taking into account the functions performed, should be recognized as proteins of first importance for the organism and should not be bypassed when estimating the endogenous nitrogen. The EUN determined at the stabilized level of excretion, represents the extent of nitrogen catabolism in a state of nutritional stress. It appears that the catabolism of the more labile proteins will be accounted for if the endogenous nitrogen is determined in the course of the first 3 to 4 days of feeding on the PFD.

The results obtained by LEVEILLE and FISHER (1958) in experiments on adult cocks demonstrated that the sum of endogenous nitrogen in the period of stable excretion covered barely half of the maintenance requirements of birds not protein depleted. Adding amino acids to the protein-free diet at 140 mg N/kg body mass per day as an equivalent of the excreted endogenous nitrogen permitted only to maintain the birds' nitrogen balance after 7 days of protein depletion but did not permit the reconstruction of the lost body protein. YAMAGUCHI et al. (1973) estimated the maintenance requirements of growing rats on the basis of body nitrogen loss on the 4th day of feeding the PFD.

Summary

The influence of the time ($t=3$, 6, 9, 12 and 16 days) of feeding on a protein-free diet (PFD) and the size of shrunk body mass (SB), increasing with age but decreasing with the duration of feeding on PFD, on the excretion of endogenous urinary nitrogen (EUN) were investigated.

The experiment was on 350 male rats from 23 to 275 days of age and mean SB from 39 to 430 grammes, divided into 14 age groups ($k=14$). The material and the method of the experiment as well as the composition of PFD were described in detail in part one of this work (BĘZA, 1986).

The linear analysis of covariance showed that the EUN excreted after 3, 6, 9, 12 and 16 days on PFD as well as the average daily EUN did not significantly correlate with the initial body mass (SB_i).

It were calculated:

1. In relationship EUN(t) the slope ratios b_k and intercepts a_k, differed between the groups of age significantly. The a_k values but not the b_k, were closely correlated with the initial body mass SB_i (r for a_k values$=0.947^{***}$) indicating that the amount but not the rate of EUN excretion was closely related to SB_i;

2. the daily EUN excretion at 1, 3, 6, 9, 12 and 15 days on PFD in relation to body mass in these days–$EUN_d(SB_d)$ is described by the equation:

$$EUN_d = A_d \cdot SB_d^{0.872<1**},$$

in which A_d decreased from 287 mg $N/SB_d^{0.872}$ on the first day to 167 mg $N/SB_d^{0.872}$ on the 15th day on PFD;
3. the daily excretion of EUN(y) in relation to the daily body mass (x_1) and to the day on PFD (x_2) is described by the equation:

$$EUN_d(y) = 286.8 \cdot x_1^{0.872} \cdot x_2^{-0.1993}; \quad R = 0.987***$$

with N in mg, SB in kg.

There was a directly proportional relationship between the EUN_d and $SB_d^{0.872}$ only ($b_1 = 1$), whereas between EUN_d and $SB_d^{0.67}$ as well as between EUN_d and $SB_d^{0.75}$ the slope ratios b_1 were 1.308 and 1.163, respectively and were significantly higher than one. With prolonged feeding on PFD for 15 days, the rate of EUN_d excretion decreased in accordance to $b_2 = -0.1993 < 0**$, independently of the age and the initial SB of the rats.

EUN_d expressed as percentage of the excretion during the first day on PFD, decreased on the 3rd day by about 24 %, on 6th day by about 36 % and on 15th day by about 49 %, and did it faster than the SB in the same time.

The arrangement of $A_d/SB_d^{0.872}$ values in relation to the duration of PFD feeding, demonstrated a relative stabilization of EUN_d excretion after 8 days at 185 mg $N/SB_d^{0.872}$.

Zusammenfassung

R. BĘZA

Untersuchungen zum Stickstoffumsatz von männlichen Ratten verschiedenen Alters bei Verabreichung einer proteinfreien Diät. 3. Mitteilung: Die Ausscheidung von endogenem Harnstickstoff in Abhängigkeit von der Körpermasse und der Dauer der proteinfreien Ernährung

Es wurde der Einfluß der Verfütterungsdauer ($t = 3$, 6, 9, 12 und 16 Tage) einer proteinfreien Diät (PFD) und die Abnahme der Körpermasse (SB), die mit dem Alter der Ratten sich veränderte, in Beziehung zur Menge des endogenen Harn-N (EUN) untersucht.

Das Experiment wurde mit 350 männlichen Ratten im Alter von 23–275 Tagen durchgeführt. Die genauen Angaben über das Material und die Versuchsmethode sowie die Zusammensetzung der PFD sind in der 1. Mitt. angegeben worden (BĘZA, 1986).

Die Kovarianzanalyse zeigte, daß weder der EUN nach 3, 6, 9, 12 oder 16 Tagen der PFD-Fütterung noch die mittlere Tages-EUN-Ausscheidung eine signifikante Korrelation zur Anfangskörpermasse (SB_i) der Ratten aufwiesen.

Es wurden berechnet:

1. In der Abhängigkeit EUN(t) unterschieden sich die Regressionskoeffizienten b_k und a_k zwischen den Altersgruppen $k = 14$ signifikant. Die a_k-Werte korrelierten signifikant ($r = 0{,}947**$) mit der Anfangskörpermasse (SB_i), jedoch nicht die

b_k-Werte, woraus zu schließen ist, daß nur die Menge des ausgeschiedenen EUN mit SB_i korreliert war, dagegen nicht die Ausscheidungsrate.

2. Die tägliche EUN-Ausscheidung in 1, 3, 6, 9, 12 und 15 Tagen der PFD-Fütterung in Abhängigkeit von der Körpermasse beschreibt die Gleichung:

$$EUN_d = A_d \cdot SB_d^{0,872<1***}$$

(EUN_d in mg; SB_d in kg).

Die A_d-Werte vermindern sich von 287 mg N/$SB_d^{0,872}$ vom 1. Tag zu 167 mg N/$SB_d^{0,872}$ am 15. Tag der PFD-Fütterung.

3. Die tägliche EUN-Ausscheidung (y) in Abhängigkeit von der Körpermasse (x_1) und dem Tag der PFD-Fütterung (x_2) beschreibt die Gleichung:

$$EUN_d(y) = 286{,}8 \cdot x_1^{0,872} \cdot x_2^{<0,1993}; \quad R = 0{,}987***$$

(EUN_d in mg; SB_d in kg).

Zwischen EUN_d und $SB_d^{0,872}$ war die Beziehung direkt proportional ($b_1 = 1$), dagegen zwischen EUN_d und $SB_d^{0,67}$ und auch zwischen EUN_d und $SB_d^{0,75}$ waren die Regressionskoeffizienten $b_1 = 1{,}308$ und $1{,}163$ signifikant größer als 1.

Die Verlängerung der N-freien Fütterung bis zum 15. Tag verminderte die EUN-Ausscheidungsrate mit $b_2 = -0{,}1993 < 0**$ unabhängig vom Alter und der SB_i. Die EUN_d-Ausscheidung, in Prozent der Ausscheidung am ersten Tag, nahm im Laufe von 3 Tagen um etwa 24 %, von 6 Tagen um etwa 36 % und von 15 Tagen um 49 % ab. Die Ausscheidung von EUN verminderte sich schneller als die Körpermasseabnahme der Ratten in derselben Zeit.

Die Anordnung der $A_d/SB_d^{0,872}$-Werte in Abhängigkeit von der Dauer der PFD-Fütterung zeigte, daß die EUN-Ausscheidung sich nach ca. 8 Tagen auf dem Niveau von 185 mg N/$SB_d^{0,872}$ stabilisiert hatte.

Резюме

Р. Бенза

Исследования по метаболизму азота у крыс самцев различного возраста, кормленных небелковой диетой. 3-ье сообщ.: Скорость выделения эндогенного азота в моче в зависимости от массы тела и времени кормления небелковой диетой

Исследовали влияние времении кормления ($t = 3$, 6, 9, 12 и 16 дней) безбелковой диетой (PFD) и массы тела (SB), которая повышалясь с возрастом крыс но уменьшалась в последствие кормления PFD, на количество и скорость выделения эндогенного азота в моче (EUN). Эксперимент провели на 350 самцах крыс в возрасте от 23 до 275 дня жизни. Материал и метод эксперимента а также химический состав PFD, представлено в 1-ом сообщ. (Бенза, 1986). Из линейной коварианции получили, что ни EUN выделённый после 3, 6, 9, 12, 16 днях кормления PFD, ни средиие суточное его выделение, не были достоверно коррелированы с начальной массой тела (SB_i).

Получили, что:

1. В зависимости EUN (t), коэффициенты b_k и a_k отличались достоверно между группами возраста (k). Кроме того показалось, что a_k были достоверно коррели-

рованы с SB_i ($r=0{,}947$), зато b_k не коррелировали достоверно с SB_i. Это значит, что количество EUN было коррелировано с SB_i, но скорость выделения не была с SB_i достоверно коррелирована.

2. Суточное выделение EUN_d в 1, 3, 6, 9 и 15 день кормления PFD в зависимости от SB_d в этих же днях описывает уравнение:

$$EUN_d = A_d \cdot SB_d^{0,872<1^{***}}, \quad (EUN_d \text{ в мг}, SB_d \text{ в кг})\,.$$

Величины A_d в этом уравнении уменьшаются от 287 мг $N/SB_d^{0,872}$ в 1-вый день, до 167 мг $N/SB_d^{0,872}$ в 15-тый день кормления PFD.

3. Суточное выделение EUN_d в зависимости от SB_d и от d описывает уравнение:

$$EUN_d(y) = 286{,}8 \cdot x_1^{0,872} \cdot x_2^{-0,1993}; \quad R=0{,}987^{***}$$

Только между EUN_d $SB_d^{0,872}$ получилась прямая зависимость ($b=1$). Зато между EUN_d и $SB_d^{0,67}$ как и между EUN_d и $SB_d^{0,75}$ коэффициенты $b_1=1{,}308$ и 1,163 соответственно, были достоверно выше 1. Продолжение кормления безбелковой диетой до 15 дня замедляет скорость выделения EUN_d согласно с $b_2=-0{,}1993<0^{***}$, независимо от возраста и начальной массы тела крыс.

Суточное выделение EUN_d, выраженное как процент выделения в 1-ом дню, снизилось в течение 3 дней на около 24 %, в течение 6 дней на около 36 %, а в течение 15 дней на 49 %. При этом выделение азота уменьшалось скорее чем уменьшалась масса тела в этом же времени.

Соотношение величины A_d до времени кормления PFD показывает, что выделение EUN_d стабилизировалось приблизительно около 9-го дня на уровни 185 мг $N/SB_d^{0,872}$.

References

[1] Allison, J. B.: Physiol. Rev. **35**, 664 (1955)
[2] Allison, J. B. and W. H. Fitzpatrick: Dietary proteins in health and disease. T homa, Springfield, Illinois, U.S.A. (1960)
[3] Allison, J. B., R. W. Wannemacher and W. L. Banks: Federation Proc. **22**, 1126 (1963)
[4] Allison, J. B. and R. W. Wannemacher (Jr.): Am. J. Clin. Nutr. **16**, 445 (1965)
[5] Ashworth, U. S. and S. Brody: Missouri Agr. Expt. Sta. Bull. **189**, 1 (1933a)
[6] Ashworth, U. S. and S. Brody: Missouri Agr. Expt. Sta. Bull. **190**, 1 (1933b)
[7] Ashworth, U. S.: Missouri Agr. Expt. Sta. Bull. **223**, 1 (1935a)
[8] Ashworth, U. S.: Missouri Agr. Expt. Sta. Bull. **228**, 1 (1935b)
[9] Ashworth, U. S. and G. R. Cowgill: J. Nutr. **15**, 73 (1938)
[10] Bęza, R.: Arch. Tierernähr. **36**, 341 (1986)
[11] Bliss, C. I.: Statistics in Biology. McGraw-Hill Book Company, New York, St. Louis, San Francisco, Toronto, London, Sydney (1967, 1970)
[12] Bock, H.-D.: Wiss. Abh. DAL **8**, 146 (1958)
[13] Bock, H.-D., F. Horszczaruk and L. Angelowa: Arch. Tierernähr. **14**, 157 (1964)
[14] Brody, S., R. C. Procter and U. S. Ashworth: Missouri Agr. Expt. Sta. Bull. **220**, 1 (1934)
[15] Campbell, R. M. and H. W. Kosterlitz: J. Physiol. **107**, 383 (1948a)
[16] Campbell, R. M. and H. W. Kosterlitz: Biochem. J. **43**, 416 (1948b)
[17] Causeret, J., D. Hugot and J. Arnoux: Ann. Biol. anim. Bioch., Biophys. **5**, 61 (1965)
[18] Chick, H., J. C. D. Hutchinson and H. M. Jackson: Biochem. J. **29**, 1702 (1935)
[19] Columbus, A.: Arch. Tierernähr. Shft. **4**, 51 (1954)
[20] Dawson, D. and J. G. Allen: Am. J. Clin. Nutr. **9**, 320 (1961)
[21] Fisher, H. and J. H. Ashley: Poultry Sci. **46**, 991 (1967)
[22] French, R. B., J. I. Routh and H. A. Mattill: J. Nutr. **22**, 383 (1941)

[23] HALAC, E.: Am. J. Clin. Nutr. **11**, 574 (1962)
[24] HORSZCZARUK, F. und H.-D. BOCK: Z. Versuchstierkunde **2**, 126 (1963)
[25] KENDALL P. T., S. E. BLAZA and D. W. HOLME: J. Nutr. **112**, 1281 (1982)
[26] KLEIBER, M.: The fire of life, an introduction to animal energetics. J. Wiley a. Sons, Inc. New York, London (1961)
[27] KOSTERLITZ, H. W.: J. Physiol. **106**, 194 (1947)
[28] LEHMANN, H., A. HOCK and H. BERGNER: Arch. Tierernähr. **18**, 280 (1968)
[29] LEVEILLE, G. A. and H. FISHER: J. Nutr. **66**, 441 (1958)
[30] MARTIN, C. J. and R. ROBISON: Biochem. J. **16**, 407 (1922)
[31] MILLER, D. S. and A. E. BENDER: Br. J. Nutr. **9**, 382 (1955)
[32] MITCHELL, H. H.: J. Biol. Chem. **58**, 873 (1924)
[33] MITCHELL, H. H. and G. G. CARMAN: J. Biol. Chem. **68**, 183 (1926)
[34] NEHRING, K. and E. HAESLER: Arch. Tierernähr. Beiheft **5**, 110 (1954)
[35] SMUTS, D. B.: J. Nutr. **9**, 403 (1935)
[36] THOMAS, K.: Arch. Anat. u. Physiol., Physiol. Abt. Suppl. 249 (1909)
[37] UAUY, R., E. YANEZ, D. BALLESTER, G. BARRERA, E. GUZMAN, M. T. SAITUA and I. ZACARIAS: Br. J. Nutr. **47**, 11 (1982)
[38] UEZU, N., S. YAMAMOTO, T. RIKIMARU, K. KISHI and G. INOUE: J. Nutr. **113**, 105 (1983)
[39] UHLEMANN, H. and S. POPPE: Arch. Tierernähr. **20**, 153 (1970)
[40] VOIT, C.: Z. Biol. **2**, 307 (1866)
[41] YAMAGUCHI, M. and M. KANDATSU: Nature **217**, 668 (1968)
[42] YAMAGUCHI, M. and M. KANDATSU: Agric. Biol. Chem. **37**, 579 (1973)
[43] YAMAGUCHI, M., H. G. HWANG, K. KAWAGUCHI and M. KANDATSU: Br. J. Nutr. **30**, 411 (1973)

Received 23 December 1986

Address of author:

Dr. R. BĘZA
Institute of Animal Physiology and Nutrition
Polish Academy of Sciences
PL-05-110 Jablonna, near Warszawa
Poland

Arch. Anim. Nutr., Berlin 37 (1987) 12, 1115–1125

Sektion Tierproduktion und Veterinärmedizin der Karl-Marx-Universität Leipzig
Wissenschaftsbereich Tierernährungschemie
(Leiter: Prof. Dr. sc. A. HENNIG)

G. RICHTER, K. GRUHN und ANNELORE LEMSER

Prüfung der Verdaulichkeit der Rohnährstoffe und der Einsatzwürdigkeit von Tapioka bei Legehennen und Nachzucht

1. Einleitung

Die als Tapioka, Maniok oder Kassava bezeichneten stärkereichen Produkte des Kassavastrauches stellen Energieträger dar, die in der Tierernährung weltweit erhöhte Beachtung finden. Rohe Kassavaknollen enthalten ein zyanogenes Glukosid, welches Linamarin genannt wird und bei der Hydrolyse in Glukose, Azeton und Blausäure zerfällt. Bei Tapiokaeinsatz wird auch eine antithyreoidale Wirkung beschrieben (KLING und WÖHLBIER, 1983). Intensivere wissenschaftliche Untersuchungen zu diesem Futtermittel liegen bereits 2 Jahrzehnte zurück (MANTEL, 1961; VOGT und PENNER, 1963; VOGT, 1966; SCHIEMANN u. a., 1966; ENRIQUEZ und ROSS, 1967), so daß sich zwischenzeitlich Veränderungen hinsichtlich toxinärmerer Tapiokamehle durch neue Sorten bzw. verbesserte Arbeitsmethoden ergeben konnten.

Das Ziel der Arbeit bestand in der Ermittlung der Verdaulichkeit der Rohnährstoffe und der Einsatzgrenzen für ein thailändisches Tapiokaprodukt bei Küken, Jung- und Legehennen.

2. Material und Methode

Die Verdauungsversuche wurden mit jeweils 5 kolostomierten Legehybriden (GRUHN und ZIEGER, 1969) durchgeführt. In zwei Versuchsreihen erfolgte einmal die Prüfung der Kombination Tapiokamehl und Sojaextraktionsschrot und zum anderen die Kombination von Tapiokamehl und Gerste. Die Hauptperiode dauerte jeweils 5 Tage, und der Anteil Tapioka in den Rationen betrug 65 % bzw. 55 %.

In einem Aufzuchtversuch mit Legehybriden wurden vom Schlupf bis zur 18. Woche 0, 5, 10 bzw. 20 % Tapioka als Substituent für Gerste und Weizen an jeweils 3×165 Küken bzw. Junghennen geprüft. Die Haltung der Jungtiere erfolgte im Einheitsstall L 120 mit Abteilen 3×4 m. Die Tiere wurden am 56. und 126. d gruppenweise gewogen. An diesen Terminen erfolgte ebenfalls die Rückwaage der Futterreste.

Zwei Versuche führten wir zur Prüfung von Tapioka bei Legehennen durch. Das Alter der Hennen am Versuchsbeginn war im ersten Versuch (80 Tiere) 54 Wochen und im zweiten Versuch (840 Tiere) 21 Wochen, die Dauer der Versuche betrug 16 bzw. 52 Wochen. Der Tapiokaanteil variierte zwischen 5 und 30 %. Das Futter nahmen die Hennen ad libitum auf, und die Rückwaage der Futterreste erfolgte in Abständen von 28 Tagen. Im Versuch 1 waren 20 Untergruppen mit jeweils einer Henne und im zweiten Versuch 15 Untergruppen á 8 Hennen (2 Käfige á 4 Hennen mit einer Käfiggrundfläche von 500 cm²/Henne) je Gruppe in die Untersuchungen einbezogen.

Detaillierte Angaben zur Versuchsdurchführung wurden bei RICHTER u. a. (1986) dargelegt.

Das in den Untersuchungen eingesetzte thailändische Tapiokamehl enthielt 90,0 % Trockensubstanz, 3,7 % Rohprotein, 1,1 % Rohfett, 4,0 % Rohfaser, 76,2 % N-freie Extraktstoffe, 4,9 % Rohasche, 1,8 % Lysin, 0,3 % Histidin, 2,3 % Arginin, 0,3 % Methionin und 0,4 % Zystin je kg. Zyanidionen waren nicht nachweisbar. Eine Supplementation der tapiokahaltigen Rationen mit Methionin oder Jod erfolgte nicht. Die Zusammensetzung und wertbestimmenden Inhaltsstoffe der geprüften Rationen werden in den Tab. 1 und 2 mitgeteilt.

Zur mathematisch-statistischen Auswertung der Versuchsergebnisse verwendeten wir die Varianzanalyse und zur Prüfung der Mittelwertdifferenzen den TUKEY-Test.

Tabelle 1 (Table 1)

Zusammensetzung und wertbestimmende Inhaltsstoffe der eingesetzten Rationen bei Küken und Junghennen (g/kg Mischfutter)

(Composition and content of components determining the value of diets for chickens and pullets, g/kg mixed feeds)

Komponenten bzw. Gehalte[1] (Components resp. contents)[1]	Küken (K) (Chickens) Gruppen (Groups)				Junghennen (JL) (Pullets)			
	1	2	3	4	1	2	3	4
Konstanter Anteil (Constant part of components)	90[2]	90	90	90	105[3]	105	105	105
Tapioka (Tapioca)	–	50	100	200	–	50	100	200
Weizen (Wheat)	460	420	380	300	395	385	340	260
Gerste (Barley)	250	250	220	170	300	240	220	165
Roggen (Rye)	–	–	–	–	50	50	50	50
Weizenkleie (Wheat bran)	120	90	90	90	150	150	150	150
Sojaextraktionsschrot (Soybean meal)	80	100	120	150	–	20	35	70
EFh[4] (EFU/hen kg feed)	565	556	549	558	556	553	547	545
Rohprotein (Crude protein)	200,1	186,4	208,4	214,0	163,2	161,9	182,3	203,8
Lysin (Lysine)	10,1	8,9	10,2	11,1	7,1	6,8	7,9	9,5
Methionin/Zystin (Methionine + cystine)	7,5	7,2	8,0	8,1	6,4	6,5	7,3	7,9

[1] Analysenwerte (From analysis)

[2] Fischmehl 40, Hefe 20, Mineralstoffmischung für wachsendes Geflügel 20, Wirkstoffvormischung 10 (Fish meal 40, yeast 20, mineralpremix for growing poultry 20, mixture of vitamins and ergotropics 10)

[3] Fischmehl 20, Hefe 20, Mineralstoffmischung für wachsendes Geflügel 25, Wirkstoffvormischung 10, Rapsextraktionsschrot 30 (Fish meal 20, yeast 20, mineralpremix for growing poultry 25, mixture of vitamins and ergotropics 10, rape seed meal 30)

[4] aus Analysen berechnete Energetische Futtereinheit Huhn (Energetic feed unit hens, calculated from analysis values)

Tabelle 2 (Table 2)

Zusammensetzung und wertbestimmende Inhaltsstoffe der eingesetzten Legehennenrationen (g/kg Mischfutter)
(Composition and content of components determining the value of laying hens diets, g/kg mixed feeds)

Komponenten bzw. Gehalte[1] (Components resp. contents)[1]	Versuch 1 (Experiment 1) Gruppen (Groups)				Versuch 2 (Experiment 2)						
	1	2	3	4	1	2	3	4	5	6	7
Konstanter Anteil[2] (Content part of components)[2]	145	145	145	145	145	145	145	145	145	145	145
Tapioka (Tapioca)	–	100	200	300	–	50	100	150	200	250	300
Weizen (Wheat)	200	200	150	50	200	200	200	200	150	105	50
Gerste (Barley)	100	20	–	–	100	60	20	–	–	–	–
Mais (Maize)	360	310	270	240	360	330	310	285	270	250	240
Weizenkleie (Wheat bran)	20	20	–	–	20	20	20	–	–	–	–
Sojaextraktionsschrot (Soybean meal)	175	185	215	245	155	175	185	200	215	230	245
Hefe (Yeast)	–	20	20	20	20	20	20	20	20	20	20
EFh (EFU/hen kg feed)	548	556	556	553	558	559	558	563	565	563	560
Rohprotein (Crude protein)	173,6	173,7	176,3	174,0	165,3	170,0	176,6	186,9	180,6	186,9	183,8
Lysin (Lysine)	8,9	9,3	9,9	10,2	8,5	9,0	9,5	10,3	10,1	10,7	10,8
Methionin/Zystin (Methionine + cystine)	6,9	6,7	6,8	6,4	6,5	6,6	6,8	7,1	6,9	7,1	6,8

[1] Analysenwerte (From analysis)
[2] Fischmehl 40, Mineralstoffmischung für Legehennen 100, Wirkstoffvormischung 5 (Fish meal 40, mineralpremix for layers 100, mixture of vitamins and ergotropics 5)

3. Ergebnisse und Diskussion

3.1. Verdauungsversuche

Nach dem Differenzverfahren haben wir die scheinbare Verdaulichkeit der Rohnährstoffe für Tapiokamehl bestimmt (Tab. 3). In der uns zugänglichen Literatur sind von VOGT und PENNER (1963) Verdauungswerte von Rohnährstoffen bei Geflügel dargestellt worden. Sie weichen von den unsrigen – außer den NFE – bedeutend ab. Da die Methoden der Bestimmung der Verdaulichkeit einen wesentlichen Einfluß vor allem bei der des Rohproteins und der Aminosäuren ausüben (GRUHN, 1984), wird auf eine vergleichende Diskussion verzichtet.

Tabelle 3 (Table 3)
Mittlere scheinbare Verdaulichkeit der Rohnährstoffe von Tapiokamehl in Prozent (Apparent digistibility of nutrients from tapioca meal, %)

	Trocken-substanz (Dry matter)	organische Substanz (Organic matter)	Roh-protein (Crude protein)	Rohfett (Crude fat)	Rohfaser (Crude fibre)	NFE (N-free extract)
$\bar{x}$	79,0	88,3	50,4	25,1	12,7	94,2
s	2,0	1,2	3,3	2,8	5,6	1,4

Auf der Grundlage der Energiefaktoren des DDR-Futterbewertungssystems haben wir die Energetische Futtereinheit Huhn berechnet: In 1 kg Tapiokamehl sind 674 EFh enthalten, und die Energiekonzentration (EFh/kg Trockensubstanz) beträgt 751. Dieser Wert ist mit Weizen vergleichbar.

3.2. Küken und Junghennen

In der Küken- und Junghennenperiode wurde ein Versuch mit 0, 5, 10 und 20 % Tapiokaanteil vom Schlupf bis zur 18. Lebenswoche durchgeführt. Die Zusammensetzung und die wertbestimmenden Inhaltsstoffe der Ration werden in Tabelle 1 dargestellt.

3.2.1. Futterverzehr

In der Kükenperiode vom Schlupf bis zur 8. Lebenswoche bestand keine Wechselwirkung zwischen der Tapiokaversorgung und dem Futterverzehr (Tab. 4). Die Küken verzehrten im Mittel 1862 g/Tier und Periode. Dies entspricht dem Verzehr im Haltungs- und Fütterungsprogramm.

In der Junghennenperiode von der 9.–18. Woche war die Futteraufnahme in der Gruppe 4 mit 20 % Tapioka signifikant höher als in der Kontrollvariante und in der Gruppe mit 5 % Tapioka (Tab. 4). Der abnorme Verzehr ist nicht durch den unterschiedlichen Energiegehalt der Rationen zu erklären. Die Junghennen der übrigen Gruppen liegen im Verzehr im Normbereich. Die Verhältnisse in der Aufnahme von Energie und Rohprotein zwischen den Gruppen sind aufgrund der etwa ausgeglichenen Rationen den interpretierten Bedingungen der Futteraufnahme kongruent. Ent-

Tabelle 4 (Table 4)
Leistungsparameter in der Aufzuchtperiode
(Parameters in the growing period)

Gruppe (Group)		Tapioka-anteil (Tapioca supplement)	Futterverzehr/ Tier + Periode (Feed intake/ animal and period)		Körpermasse/ Tier* (Body weight/ animal)*		Futteraufwand/kg Zunahme (Feed conversion, kg feed/kg gain)		Tierabgänge (Mortality)	
	n	%	g	s	g	s		s	%	s
			Kükenperiode (0.–8. Woche) (Chicken period (0th–8th week))							
1	495	0	1869	50	631	5	3,14	0,05	0,6	0,6
2	495	5	1872	20	618	4	3,22	0,04	1,4	0,9
3	495	10	1869	16	617	3	3,22	0,04	0,4	0,7
4	495	20	1838	52	616	15	3,17	0,08	0,8	0,9
$P<0,05$			>		>		>		**	
			Junghennenperiode (9.–18. Woche) (Pullets period (9th–18th week))							
1	495	0	5016	106	1266	17	7,90	0,22	1,2	0,6
2	495	5	4976	146	1238	51	8,02	0,52	0,2	0,4
3	495	10	5074	81	1259	18	7,90	0,18	0,4	0,8
4	495	20	5328	82	1258	25	8,30	0,17	0,9	1,0
$P<0,05$			279		>		>			

* am Ende der Periode (At the end of the period)
** keine Normalverteilung (No normal distribution)

sprechend der positiven Korrelation zwischen dem Lysingehalt bzw. der negativen Korrelation zwischen dem Methioningehalt der Ration und dem Tapiokaanteil steigt der Lysin- und nicht der Methioninverzehr je Tier und Tag.

3.2.2. Körpermassezunahme

Die Körpermassezunahmen waren sowohl in der Küken- als auch in der Junghennenperiode nicht signifikant vom Fütterungsregime abhängig (Tab. 4). Im Mittel erreichten die Jungtiere 1255 g Lebendmasse im Alter von 18 Wochen. Das entspricht einer optimalen Körpermasseentwicklung.

3.2.3. Tierabgänge

Die Tierabgänge infolge Selektion und Mortalität sind sehr niedrig und in der gesamten Aufzuchtperiode nicht durch den Tapiokaeinsatz beeinträchtigt (Tab. 4).

3.3. Legehennen

3.3.1. Futterverzehr

Die rechnerisch isokalorisch und isonitrogen zusammengesetzten Legehennenrationen mit Anteilen von 0–30 % Tapioka beeinflußten die Futteraufnahme nicht signifikant (Tab. 5). Nur die Hennen mit 15 % Tapioka in der Ration verzehrten weniger Futter

Tabelle 5 (Table 5)

Futterverzehr, Futteraufwand, Tierabgänge und Körpermassezunahme der Hennen

(Feed intake, feed conversion, mortality and weight gain of layers)

Versuch (Experiment)	Gruppe (Group)	Tierzahl (Number of animals)	Tapiokaanteil (Tapioca supplement)	Futterverzehr/Henne u. Tag (Feed intake/hen and day)		Futteraufwand/100 g Eimasse (Feed conversion/100 g egg weight)		Tierabgänge (Mortality)		Körpermassezunahme (Live weight gain)	
	n		%	g	s	g	s	%	s	g	s
1	1	20	0	129,5	12,1	263,1	28,1	0		192	210
	2	20	10	128,5	13,3	268,2	47,0	0		144	110
	3	20	20	133,6	15,6	279,9	55,0	0		172	117
	4	20	30	130,5	13,8	267,4	38,4	0		102	68
	$P<0,05$			>		>					
2	1	12	0	122,8	2,4	254,7	11,8	5,8	8,0	245	128
	2	12	5	123,2	2,3	255,6	14,6	15,0	10,8	271	102
	3	12	10	122,7	2,9	260,9	11,3	6,7	8,0	248	96
	4	12	15	120,5	2,2	253,2	12,8	5,8	9,3	219	81
	5	12	20	122,4	3,0	257,5	16,1	7,5	9,2	190	68
	6	12	25	122,1	1,6	263,1	13,8	7,5	7,9	191	89
	7	12	30	121,8	1,6	268,7	12,8	7,5	9,2	155	108
	$P<0,05$			2,6		14,7					

als die Tiere mit 5 %. Dieser Befund muß jedoch als zufällig angesehen werden. Der Futterverzehr der ad libitum gefütterten Hennen ist überdurchschnittlich hoch. Im Versuch 1 bestand eine Ingerenz des Alters auf die Höhe des Futterverzehrs, da der Versuch erst ab der 54. Lebenswoche begann.

In den Untersuchungen von STEVENSON (1984) wurde in Übereinstimmung mit den vorliegenden Ergebnissen keine Beeinflussung des Futterverzehrs festgestellt, auch wenn die Rationen bis zu 50 % Tapioka enthielten.

Der Energieverzehr ist aufgrund der etwa isokalorischen Rationen dem Futterverzehr kongruent. Im Rohprotein- und Lysinverzehr besteht, den Gehaltswerten entsprechend, eine zunehmende Tendenz bei erhöhtem Tapiokaanteil, bei Methionin eine sinkende.

3.3.2. Eiproduktion

Der Beginn der intensiven Legetätigkeit der Hennen betrug im Mittel 162 d und stand in keiner Beziehung zur Tapiokafütterung (Tab. 6). Die Legeleistung der Hybriden ist mit durchschnittlich 287 Eier/Henne (V 2) als sehr gut zu bewerten. Eine signifikante Wechselwirkung zwischen dem geprüften Tapiokamehl und der Legeintensität besteht nicht (Tab. 6). Jedoch ist die Legeleistung der Tapiokagruppen im Versuch 1 niedriger als in der Kontrollgruppe. Auch im Versuch 2 ist bei 10, 25 bzw. 30 % Tapiokaanteil in der Ration die Legeleistung um 6 bzw. 13 Eier vermindert. STEVENSON (1984) prüfte Anteile von 0–50 % Tapiokamehl in den Legehennenrationen und fand keine ungünstige Wirkung auf die Eiproduktion.

Auch in der Einzeleimasse besteht eine negative Beziehung zum Tapiokaanteil ($p > 0{,}05$). Bei 10 % und mehr Tapioka in der Ration war ein kontinuierlicher Abfall der Einzeleimasse nachweisbar. Die Verringerung der Eimasse ist möglicherweise auf eine unzureichende Linolsäureversorgung zurückzuführen.

In Übereinstimmung mit den vorliegenden Untersuchungen ermittelten verschiedene Autoren bei höheren Tapiokagehalten im Mischfutter eine geringere Legeleistung und Einzeleimasse (CHOU, 1974; SYED, 1975; YEONG, 1976).

Aus der Reduzierung der Legeleistung und Einzeleimasse resultiert in den vorliegenden Versuchen eine Abnahme der täglich produzierten Eimasse bei Tapiokagehalten von > 10 % in der Ration (Tab. 6, 30 % Tapioka, $P > 0{,}05$).

Das Tapiokamehl enthält weniger Karotinoide als der Mais und Weizen. Es erschien deshalb opportun, die Dotterfarbe zu ermitteln. Nach dem Hofmann-La-Roche Farbfächer mit der Skalierung 1–15 wurde eine signifikante Verringerung der Gelbfärbung des Dotters nachgewiesen (Tab. 6, > 10 % Tapioka $P < 0{,}05$). Mit zunehmendem Tapiokaanteil ist eine Abnahme der intensiven Gelbfärbung festzustellen.

Auch in den Untersuchungen von SYED (1975) und YEONG (1976) rief Tapioka eine Blässe der Eidotter hervor.

Als Kriterium für die Eischalenstabilität wurde die Bruchfestigkeit der Eier bestimmt. Die Eier der Kontrollgruppe erreichten mit 36,3 N die höchste Bruchfestigkeit (Tab. 6). Die Hennen mit tapiokahaltigem Mischfutter legten Eier mit einer geringfügig schlechteren Bruchfestigkeit ($P > 0{,}05$).

Weitere Eiqualitätsmerkmale wurden nicht analysiert. OOSTERWOUD und JANSSEN (1983) bestimmten die Eiklarhöhe und ermittelten keinen Einfluß des Tapiokamehles

Tabelle 6 (Table 6)

Leistungsparameter der Eiproduktion
(Parameters of the egg production)

Versuch (Experiment)	Gruppe (Group)	Tapioka-anteil (Tapioca supplement)	Alter bei 50 % Legeleistung (Age by fifty % egg production)		Legeleistung (Egg production)		Einzeleimasse (Egg weight)		tägl. produzierte Eimasse (Daily produced egg weight)		Dotterfarbe[1] (Yolk color)		Bruchfestigkeit[2] (Breaking strength)	
		%	d	s	%	s	g	s	g	s		s	N	s
1	1	0	–		78,9	9,2	62,4	4,3	49,2	5,6	–		–	
	2	10	–		77,0	8,0	62,2	4,4	47,9	5,1	–		–	
	3	20	–		75,8	12,4	64,3	3,8	47,7	10,7	–		–	
	4	30	–		78,0	9,8	62,6	3,9	48,8	6,3	–		–	
	$P < 0,05$				>		>		>					
2	1	0	161	2	79,9	3,9	60,3	0,7	48,2	2,3	10,1	1,1	36,3	10,3
	2	5	162	5	79,7	4,5	60,4	1,1	48,2	2,4	9,9	1,1	36,0	10,7
	3	10	162	3	78,2	2,9	60,1	1,3	47,0	2,1	8,7	2,0	35,0	10,4
	4	15	162	7	79,8	4,3	59,7	1,4	47,6	2,2	7,4	1,9	34,4	10,9
	5	20	160	4	79,8	3,4	59,5	1,0	47,5	1,7	7,4	1,7	35,8	11,2
	6	25	161	4	78,3	4,2	59,3	1,2	46,4	2,5	6,7	1,5	33,9	10,4
	7	30	163	7	76,5	3,6	59,2	1,3	45,3	1,9	5,8	1,8	35,8	11,2
	$P < 0,05$		>		>		>		2,4		1,0		2,3	

[1] $n = 45$ Eier je Gruppe ($n = 45$ eggs per group)

[2] $n = 390$ Eier je Gruppe ($n = 390$ eggs per group)

in der Ration. Auch TÜLLER und SCHMITZ-DU-MONT (1982) stellten keinen Einfluß auf die Eiklarhöhe, die Bruchfestigkeit und bei Ausgleich des Pigmentgehaltes auf die Dotterfarbe fest.

3.3.3. Futteraufwand

Der Futteraufwand je 100 g Eimasse ist nur in der Gruppe 7 des Versuches 2 mit 30 % Tapiokaanteil signifikant erhöht. In den übrigen Gruppen bestehen nur insignifikante Beziehungen zwischen dem Aufwand an Futter und dem Tapiokaeinsatz. Der mittlere Futteraufwand beträgt 262,9 g/100 g Eimasse bzw. 155,3 g/Ei (Tab. 5).

YEONG (1976) stellte ebenfalls mit zunehmenden Anteil Tapiokamehl in der Ration (bis 60 %) eine Erhöhung des Futteraufwandes fest.

3.3.4. Tierabgänge

Die Verfütterung von Tapiokamehl führte zu keiner Beeinflussung der Tierabgänge durch Selektion und Mortalität (Tab. 5). Die Verluste sind außer in Gruppe 2 im Normbereich.

3.3.5. Körpermassezunahme

Die Verwendung von 5–30 % Tapiokamehl hatte in den Versuchen eine reduzierte Körpermassezunahme der Hennen zur Folge (Tab. 5). Der Energiegehalt der Rationen bzw. die Energieaufnahme waren etwa gleich und kommen nicht als Ursache in Betracht.

Zusammenfassung

Mittels Differenzverfahren wurde an kolostomierten Legehennen für thailändisches Tapiokamehl eine scheinbare Verdaulichkeit der organischen Substanz von 88,3 %, des Rohproteins von 50,4 %, des Rohfetts von 25,1 %, der Rohfaser von 12,7 % und der N-freien Extraktstoffe von 94,2 % ermittelt.

Im Küken- und Junghennenfutter sind 20 % Tapiokamehl ohne Leistungsminderung einsetzbar. Bei Legehennen wurden zwei Versuche mit 5–30 % Tapioka durchgeführt. Die Eiproduktion sinkt geringfügig bei 10 % und mehr Tapiokaanteil. Es wird deshalb eine Einsatzgrenze von 5 % empfohlen. Bei 20 % Tapioka beträgt die Leistungsminderung 1,5 %. Tapiokamehl vermindert die Gelbfärbung der Eidotter. Getreide ist in Küken-, Jung- und Legehennenfutter partiell durch Tapioka zu substituieren.

Резюме

Г. РИХТЕР, К. ГРУН и АННЕЛОРЕ ЛЕМЗЕР

Изучение переваримости сырых питательных веществ и применяемости тапиоковой муки в кормлении кур-несушек и молодняка

С помощью способов дифференциации определились у колостомированных кур-несушек следующие видимые переваримости для тапиоковой муки из Таиланда: 88,3 % у органического вещества, 50,4 % у сырого протеина, 25,1 % у сырого жира, 12,7 % у клетчатки и 94,2 % у БЭВа.

20 % тапиоковой муки можно без депрессии продуктивности включать в корм для курочек и цыплят. Проводились 2 опыта на курах-несушках с применением 5–30 % тапиоковой муки в рационе. При содержании 10 % свыше тапиоковой муки снижается яйценоскость ещё незначительно. Поэтому рекомендуется как граница для применения тапиоковой муки 5 %. При содержании 20 % в рационе продуктивность снижается на 1,5 %. При применении тапиоковой муки желток становится более бледным. Замена зерна злаковых тапиоковой мукой в корме для цыплят, курочек и кур-несушек частично можно.

Summary

G. RICHTER, K. GRUHN and ANNELORE LEMSER

Test of the digestibility of the crude nutrients and of the applicability of tapioca for laying hens and young chickens

By means of the difference method an apparent digestibility of 88.3 % of the organic matter, 50.4 % of the crude protein, 25.1 % of the crude fat, 12.7 % of the crude fibre and 94.2 % of the N-free extractives of Thai tapioca meal was ascertained in colostomized laying hens.

It is possible to use 20 % tapioca meal in the feed for chickens and pullets without a decrease in performance. Two experiments with laying hens were carried out with 5–30 % tapioca. Egg production decreases slightly with a tapioca quota of 10 % and more. This is why a feeding limit of 5 % is recommended. With 20 % tapioca the decrease of performance was 1.5 %. Tapioca meal diminishes the intensity of the yellow of the yolks. Cereals may be partially substituted by tapioca in the feed for chickens, pullets and laying hens.

Literaturverzeichnis

[1] CHOU (1974): Zit. bei MAUSOLF, M.: Deutsche Geflügelwirtsch. und Schweineprod. **31**, 522 (1979)
[2] ENRIQUEZ, S. Q. und E. ROSS: Poultry Sci. **46**, 622 (1967)
[3] GRUHN, K.: Arch. Geflügelkunde **48**, 126 (1984)
[4] GRUHN, K. und M. ZIEGER: Arch. Tierernährung **19**, 631 (1969)
[5] KLING, M. und WÖHLBIER: Handelsfuttermittel. Verlag Eugen Ulmer Stuttgart (1983)
[6] MANTEL, K.: Arch. Geflügelkunde **25**, 373 (1961)
[7] OOSTERWOUD, A. und W. W. M. A. JANSSEN: Pluisveehouderij **13**, 45, 14 (1983)
[8] RICHTER, G., K. GRUHN, B. MEIXNER und A. LEMSER: Untersuchungen zum Tapiokaeinsatz bei Geflügel. Forschungsbericht des WB Tierernährungschemie Jena der Karl-Marx-Universität (1986)
[9] SCHIEMANN, R., W. JENTSCH, L. HOFFMANN und K. NEHRING: Arch. Tierernährung **16**, 173 (1966)
[10] STEVENSON, M. H.: J. Sci. Food and agric. London **35**, 36 (1984)
[11] SYED (1975): Zit. bei MAUSOLF, M.: Deutsche Geflügelwirtsch. und Schweineprod. **31**, 522 (1979)
[12] TÜLLER, R. und M. SCHMITZ-DU-MONT: Deutsche Geflügelwirtschaft und Schweineprod. **34**, 67 (1982)

[13] VOGT, H.: World Poultry Sci. J. **22**, **113** (1966)
[14] VOGT, H. und W. PENNER: Arch. Geflügelkunde **27**, 431 (1963)
[15] YEONG (1976): Zit. bei MAUSOLF, M.: Deutsche Geflügelwirtsch. und Schweineprod. **31**, 522 (1979)

Eingegangen: 3. September 1986

Anschrift der Autoren:

Dr. G. RICHTER, Dr. sc. K. GRUHN und DAI ANNELORE LEMSER
Sektion Tierproduktion und Veterinärmedizin
der Karl-Marx-Universität Leipzig
Wissenschaftsbereich Tierernährungschemie
Dornburger Str. 24
Jena
DDR - 6900

Arch. Anim. Nutr., Berlin 37 (1987) 12, 1127–1133

Faculty of Agriculture and Forestry of the University of Ibadan,
Department of Animal Science, Nigeria[1]
Institute of Tropical Agriculture of the Karl-Marx-University Leipzig
Department of Animal Production, GDR[2]

B. K. OGUNMODEDE[1] and S. LEGEL[2]

Comparative investigations of the feed and nutrient consumption, growth, and nutrient efficiency of broiler chickens under different climatic conditions in Nigeria

1. Introduction

Intensive production of chickens in the tropics depends on exotic strains of birds. The growth rate and feed efficiency have been observed by several workers to be lower in the tropics than in the temperate zone. Consequently nutrient requirement in the tropics are being established by workers such as HEYWANG (1952), BABATUNDE and FETUGA (1976), OLOMU (1976) and OGUNMODEDE (1980). WETHLI, MORRIS and SHRESTA (1975) attributed the lower growth rate in the tropics to amino acid deficiencies in the groundnut cake as the main dietary protein source for the birds, while OLUYEMI and FOWOKAN (1973) as well as OGUNMODEDE (1977) implicated an interaction between climate, feed source and feed utilization as a factor limiting the production potentials of the birds in the tropics.

In Nigeria, a broad classification of the climate into the dry and wet seasons does not take cognizance of variations in each of the two seasons. In this paper feed intake, growth and some blood parameters have been reported for broiler chicks brooded either during the cool, dry season or the hot, dry season.

2. Materials and Methods

The studies were carried out from November 1979 to April 1982 with 2300 broiler chickens at the experimental stable of the Department of Animal Production of the University of Ibadan, Nigeria. The animals were divided into groups and investigated in different times as the following (Table 1). Two distinct climatic periods were chosed for feeding the chickens: The cool dry period that covers mid November to mid January and the hot dry period that covers from mid February to mid April in each of the years of 1979/1980 (1st trial), 1980/1981 (2nd trial) and 1981/1982 (3rd trial). The chickens were kept in electrically heated battery brooders placed in an open-sided house. Temperature was set initially at 35 °C for the first week with progressive reduction of temperature by 2.75 K weekly over the next four weeks. The chickens were fed a practical type ration, the composition is shown in Table 2. In the 2nd and 3rd trial the basal ration (Table 2) was given to a duplicate group while duplicate groups respectively had basal ration supplemented with copper, basal ration supplemented with iron or basal ration supplemented with both copper and iron. The basal

Table 1

Experimental periods and fodder rations in different seasons of the experiment

Trial	Season	Time of the experiment	Ration*	Number of groups	Chickens per group
1st	cool	November '79 to January '79	basal	5	70
	hot	February '80 to April '80	basal	5	70
2nd	cool	November '80 to January '81	basal	1	50
			basal +Cu	1	50
			basal +Fe	1	50
			basal +Cu, Fe	1	50
	hot	February '81 to April '81	basal	1	50
			basal +Cu	1	50
			basal +Fe	1	50
			basal +Cu, Fe	1	50
3rd	cool	November '81 to January '82	basal	1	50
			basal +Cu	1	50
			basal +Fe	1	50
			basal +Cu, Fe	1	50
	hot	February '82 to April '82	basal	1	50
			basal +Cu	1	50
			basal +Fe	1	50
			basal +Cu, Fe	1	50

* see table 2; in trial 2 and 3 in addition 16 mg Cu or 200 mg Fe or both

ration contained 150 mg Fe per kg and 12 mg Cu per kg and the supplementations increased the dietary levels to 200 mg Fe per kg and 16 mg Cu per kg of the ration. Water was available at all times.

The respective groups of chickens in the trial during the 2 periods were weighed forthnightly and records of feed intake were kept. Haemoglobin concentration was determined in 4 birds, selected randomly, from each group every two weeks by pipetting 0.02 ml of blood into 4 ml of 0.04 % NH_4OH.

The solution was mixed and read at 540 nm in a spectrophotometer. Readings obtained were converted to concentrations by the use of a standard curve. The haematocrit was obtained by filling two heparinized capillary tubes with blood obtained from each bird by a small puncture in the brachial vein. The ends of the tubes were sealed and the tubes were centrifuged in a microscapillary centrifuge for 5 minutes at 11, 500 rpm. An average of the readings of the two tubes was obtained and converted to percentage value by the use of a circular reader.

Table 2

Composition of the basal ration (Components per 1 kg dry matter)

Feed ingredient		Feed ingredient	
Maize	500 g	Methionine	3 g
Groundnut cake	210 g	Lysine	2 g
Blood meal	40 g	Vitamin mixture	20 g
Fish meal	50 g	Mineral mixture	65 g
Wheat bran	50 g	Iron	150 mg
Palm oil	30 g	Copper	12 mg
Brewer's grain	30 g		
Metabolizable energy			12620 kJ
Crude protein			241 g

In the 3 trials, collected results were subjected to the analysis of varince, significant differences were obtained and the Duncan's Multiple Range Test was applied.

3. Results

Data collected during the first trial are summarized in Table 3. Significantly higher feed, crude protein und ME intake occured the first two weeks in the cool period than in the hot one. However the body weight gain during the first two weeks was

Table 3

Feed intake, nutrient efficiency and blood parameters fed rations under different climatic conditions during the 1st trial

Criteria	Season	Age of chickens in weeks 2	4	6	8
Feed intake (g)	cool	354	818	1,618	2,069
	hot	324	857	1,633	2,099
Intake of crude protein (g)	cool	85	197	390	499
	hot	78	207	394	504
Intake of ME (kJ)	cool	4,467	10,323	20,419	26,111
	hot	4,089	10,815	20,608	26,489
Body weight (g)	cool	152	365	813	1,014
	hot	180	410	829	1,009
Efficiency (per 1 kg body weight):					
Total feed (kg)	cool	2.33	2.24	1.99	2.04
	hot	1.80	2.09	1.97	2.08
Crude protein (g)	cool	559	540	480	492
	hot	433	505	475	499
Metabolizable energy (kJ)	cool	29,388	28,282	25,116	25,750
	hot	22,717	26,378	24,859	26,253
Haematocrit (% of volume)	cool	29.3	30.6	29.3	30.6
	hot	26.6	27.5	27.8	28.9
Haemoglobin (g per 100 ml)	cool	8.86	9.03	9.11	9.08
	hot	6.93	8.21	8.60	8.75

significantly higher in the hot period than in the cool period; similarly during the first two weeks, the feed, crude protein and ME efficiency was better in the hot period than in the cool period. Between the 6th and 8th week feed, crude protein and ME consumption and body weight gain were not significantly different for the two periods; however a significantly higher body weight gain and better feed efficiency occured at the 4th week during the hot period than in the cool period.

The haematocrit and haemoglobin concentrations were higher for the cool period during the first four weeks but values obtained for the 6th and 8th week were not significantly different.

Body weight gains during the second and third trial are shown in Table 4. Regardless of supplementation with copper, iron or a combination of the two minerals, the body weights gained during the first 4 weeks of the hot period were significantly higher compared with those for the cool period. No significant differences were found in the two trials for body weight gain at the 6th and the 8th week.

Table 5 shows the blood parameter obtained at the 4th and 8th week during the 2nd and 3rd trial. Supplementary copper, iron or a combination of both minerals did

Table 4

Body weight gain (g/animal) under different climatic conditions during the 2nd and 3rd trial

Type of ration	Season	Age of chickens in weeks							
		2nd trial				3rd trial			
		2	4	6	8	2	4	6	8
Basal	cool	140	358	796	982	189	372	845	1,111
	hot	172	399	810	999	220	438	854	1,095
Basal + Cu	cool	135	363	803	974	174	368	845	1,088
	hot	180	389	811	983	225	430	856	1,101
Basal + Fe	cool	143	350	792	1,002	186	360	850	1,099
	hot	186	395	798	990	218	443	835	1,087
Basal + Cu, Fe	cool	135	368	790	995	193	375	853	1,116
	hot	175	402	788	985	229	439	849	1,108

Table 5

Content of haematocrit (% of volume) and haemoglobin (g per 100 ml) in 4 and 8 weeks old chickens during the 2nd and 3rd trial

Type of ration	Season	4 weeks old chickens				8 weeks old chickens			
		Haematocrit		Haemoglobin		Haematocrit		Haemoglobin	
		2nd	3rd	2nd	3rd	2nd	3rd	2nd	3rd
Basal	cool	27.5	31.6	8.50	9.32	30.9	31.3	8.2	9.0
	hot	24.0	27.0	6.33	7.10	29.6	30.4	8.4	9.2
Basal + Cu	cool	26.8	30.8	8.58	9.40	28.5	31.0	8.0	8.7
	hot	24.1	26.9	5.95	7.15	29.3	31.0	8.3	8.5
Basal + Fe	cool	27.9	30.9	8.43	8.99	30.4	30.8	8.9	8.5
	hot	23.8	27.2	6.40	7.08	29.8	31.2	8.5	8.8
Basal + Cu, Fe	cool	27.3	30.5	7.95	9.25	30.5	30.5	8.[illegible]	9.3
	hot	24.2	27.0	5.88	7.15	30.5	30.4	8.6	8.7

not affect the level of haemoglobin and haematocrit. Values for these parameters were significantly higher during the cool period than the hot irrespective of the year of study. When the birds were 8 weeks old, the blood parameters for the 2nd and 3rd trial were not significantly different for the two seasons irrespective of supplementation with copper or iron.

4. Discussion

A consistent observation during the 1st to the 3rd trial is a higher rate of body weight gain in broiler chicks started from February (hot conditions) compared with those started in November (cool conditions). This early advantage was accompanied by a more efficient feed and nutrient utilization but compensatory growth appeared to occur in chicks started during the cool period between the 6th and 8th week of age.

This phenomenon has practical and economic implications especially for operators who brood chickens for producers who would not take the risk of handling chicks at very tender age but would undertake growing and fattening of started chickens.

Extremes of temperatures and humidity impose physiological stresses on man and his domestic animals. In the temperate areas of the world high summer temperatures tend to retard growth of chickens; also chickens hatched during the autumn or winter require more careful management than chickens obtained during spring as shown by Jull (1951). The stressed situation especially during the cool, dry months between November and January in South-Western Nigeria is shown by the higher feed intake during the early stages of brooding and a lower body weight gain when values for the cool period are compared with these of the hot period. The higher values for the haematocrit and haemoglobin concentration reflect the physiological need for greater metabolism of nutrients to release energy not only for growth but also for the maintenance of body temperature. Thus more of the feed energy was used for maintenance of the body temperature during the early stages of brooding in the cool than in the hot period. Effective temperature regulation as well as heat preservation attendant to feathering must have accounted for the insignificant differences in feed utilization and blood parameters observed when the birds were older than 4 weeks.

Copper and iron are indispensable in the production of haemoglobin and the red blood cells. Copper is a cofactor in the formation of porphobilinogen the parent monopyrrole of the porphyrins that are precursors of the haemoglobin molecule. Iron is a structural component of haemoglobin. Inadequate formation of blood pigments could thus arise when deficiencies of copper and iron occur. The dietary levels of these minerals were increased during the second and third trial to ensure adequate dietary intake. The levels of the two minerals in the basal ration were higher than those recommended by the NRC (1977) but higher nutrient requirement in the tropics have been attributed to low feed intake and the consequent need for a higher nutrient density compared with those of the temperate zone (Olomu, 1978). In this study increasing the dietary iron and copper did not alter the pattern of higher haemotocrit and haemoglobin concentration in the cool period compared with the hot during the early stages of brooding.

Summary

Feed intake, growth and blood parameters were studied over 3 years, in 2,300 chickens started either during the cool, dry season or the hot, dry season. From day old to 4 weeks, fed was more efficiently used for growth during the hot, dry season than for the cool, dry season. Using Haemoglobin and Haematocrit as criteria, and on supplementing a practical type ration with copper and iron, it was observed that climatic stress, as distinct from mineral deficiency, plays an important role in the brooding of exotic chickens in the tropics. The importance of this in relation to housing and timing of brooding the chickens by commercial producers was highlighted.

Zusammenfassung

B. K. OGUNMODEDE and S. LEGEL

Vergleichende Untersuchungen zum Futter- und Nährstoffverbrauch, zum Wachstum und zum Futteraufwand bei Broilerkücken unter unterschiedlichen Klimabedingungen in Nigeria

Futteraufnahme, Wachstum und Blutparameter wurden über einen Zeitraum von 3 Jahren an 2300 Kücken untersucht, wobei die Versuche entweder in der kalten, trockenen oder in der heißen, trockenen Jahreszeit begonnen wurden. Vom ersten Tag bis zur vierten Woche waren der Futteraufwand in bezug auf das Wachstum in der heißen, trockenen Jahreszeit günstiger als in der kalten, trockenen Jahreszeit. Wurden Hämoglobin- und Hämatokritwerte als Kriterium angesehen und eine Ergänzung mit Kupfer, Eisen oder beidem verabreicht, so wurde beobachtet, daß der Klimaeinfluß – abhängig vom Mineralstoffdefizit – eine wichtige Rolle bei der Aufzucht von exotischen Küken in den Tropen spielt. Die Bedeutung der Beziehungen zwischen Aufstallung und Jahreszeit bei der Aufzucht von Broilerküken in Produktionsbetrieben wurde aufgezeigt.

Резюме

Б. К. ОГУНМОДЕДЕ и С. ЛЕГЕЛЬ

Сравнительные исследования по потреблению кормов и питательных веществ, росту и затрате кормов у цыплят бройлеров при различных климатических условиях Нигерии

Потребление кормов, рост и параметры крови определились в течение 3 лет у 2300 цыплят; начало опытов было всегда в холодный, сухой сезон или в жаркий, сухой сезон. Потребление кормов в зависимости от роста было с первого дня до четвёртой недели лучше во время жаркого, сухого сезона, чем во время холодного, сухого сезона. Если содержания гемоглобина и гематокрита служили показателями и добавились ещё медь или железа или обе, тогда наблюдали, что влияние климата – и в зависимости от недостатка минеральных веществ – играет важную роль при выращивании цыплят-экзотов в тропическом поясе. Ссылается на значение отношения между началом вырыщивания цыплят-бройлеров в хозяйствах и сезоном года.

References

[1] Babatunde, G. M. and B. L. Fetuga: Nig. J. Anim. Prod. **3**, 126 (1976)
[2] Heywang, B. W.: Poultry Sci. **31**, 294 (1952)
[3] Jull, M. A.: Poultry Husbandry. McGraw-Hill Book Co. Inc. New York (1951)
[4] NRC: Nutrient Requirements of Poultry. Nat. Acad. Sci. Washington D. C. (1977)
[5] Ogunmodede, B. K.: Poultry Sci. **56**, 231 (1977)
[6] Ogunmodede, B. K.: Ife J. Agric. **2**, 77 (1980)
[7] Olomu, J. M.: Nig. J. Anim. Prod. **3**, 177 (1976)
[8] Olomu, J. M.: Protein and energy nutrition of poultry in Nigeria. Breeds and Nutrition of Poultry in Nigeria. WPSA (Nigeria branch). (1978)
[9] Oluyemi, J. A. and C. Fowokan: W. Afr. J. Biol. Appld. Chem. **16**, 9 (1973)
[10] Wethli, E., T. R. Morris and T. P. Shresta: Brit. J. Nutr. **34**, 363 (1975)

Received 5 January 1987

Address of authors:

Prof. Dr. B. K. Ogunmodede
Faculty of Agriculture and Forestry of the University of Ibadan
Department of Animal Science, Federal Republic of Nigeria

Dr. sc. S. Legel
Institut für tropische Landwirtschaft der Karl-Marx-Universität Leipzig,
WB Tierproduktion
Raschwitzer Str. 16
Markkleeberg
DDR - 7113

Arch. Anim. Nutr., Berlin 37 (1987) 12, 1135–1139

Institute of Inland Fisheries Berlin-Friedrichshagen

W. Steffens

Further results of complete replacement of fish meal by means of poultry by-products meal in feed for trout fry and fingerling *(Salmo gairdneri)*

1. Introduction

First experiments aimed at replacing fish meal in compound feed for trout by poultry by-products meal (PBM) revealed that a replacement of 50 % fish meal by poultry by-products meal in a diet for trout fry and fingerling (FB) has no consequence on food conversion and growth (Steffens, 1985). It is even possible to replace all animal protein by PBM in case of a sufficient supplement of the amino acids lysine and methionine. Problems, however, arose in producing and storing those diets. Abrasion was rather significant. Compared to standard dry feed FB growth and food conversion were only slightly worse with test diet containing 53 % poultry by-products meal as sole source of animal protein (Steffens, 1987).

Based on reached results of previous experiments final tests were aimed at replacing imported soybean meal by dried yeast which possible provides at the same time a better feed consistency.

2. Material and methods

Table 1 shows the composition of used compound feeds. Their chemical composition is seen in Table 2. As expected, contents of crude protein were similar whereas contents of lipid and energy were higher in test diet and contents of crude ash were higher in control feed.

Compared to former experiments contents of lysine were higher than minimum requirement of 32 g/kg (36 g/kg). Contents of methionine + cystine twice surpassed required standards of 15 g/kg, whereas only cystine came to 14 g/kg (main source: poultry by-products meal).

Test pellets were produced with a diameter of 3 mm and had a better consistency than former charges, though abrasion was still too high (9–11 %). Pelleting took more time than with standard feed FB. The use of better dried poultry by-products meal prevented lumping and moulding of pellets.

The experiment took place in 4 basins of 4 m³ volume each in a fish farm producing fingerling rainbow trout in the Frankfurt/Oder district. Raising conditions were similar in all 4 basins. In two basins trouts were fed with PBM-diet, in the remaining two with control feed (FB). Initial individual weight was about 17 g. The experiment lasted 44 days.

Table 1

Components of test and control feeds (g/kg feed)

component	Test feed (PBM)	Control feed (FB)
Fish meal	–	515
Skim milk powder	–	25
Soybean meal	–	100
Poultry by-products meal	500	–
Dried yeast	300	100
Low grade wheat flour	140	220
Vitamin premix (FB)	20	20
Methionine	8	–
Lysine	15	–
Groelipell (binder)	17	20
	1000	1000

Table 2

Chemical composition and energy content of test and control feeds (per cent of wet weight)

	Test feed (PBM)	Control feed (FB)
Dry matter	90.9	90.6
Crude protein	52.3	50.3
Crude fat	13.0	7.6
Ash	6.4	9.5
Crude fibre	2.0	2.4
Nitrogen-free extractives	17.2	20.8
Digestible energy (kJ/1000 g diet)	14030	12140
Digestible energy (kJ/% crude protein)	268	241

The O_2-content of the inflow water came to 7–11 mg/l and at the outlet to 5–6 mg/l, pH value varied from 7.8–8.1. The water temperature was 10–15 °C–on the average 12.4 °C.

3. Results

Experimental results are shown in Table 3. The daily average weight gain of test fish was slightly lower than that of control fish (2.17 % compared to 2.33 %). Food conversion was higher too, though 1.62 kg feed/kg gain may be regarded as satisfying. Considering the fact that abrasion of test diet was nearly 10 % results with both kinds of diet are quite similar and satisfying.

Test results are in general agreement with those of preceding test (STEFFENS, 1987), though raw material composition has been altered and contents of lysine reached optimum level.

Examination of trout fingerling at test end revealed that compared to the control group the test group showed rather higher contents of dry matter and fat (Table 4). It confirms former findings of previous tests pointing to a similar trend.

Table 3

Weight gain and food conversion of trout

	Test group (PBM)	Control group (FB)
Stocking		
Date	14.08	14.08.
Individual weight (g)	17.2	16.4
Specimen/m³	3700	3800
Total weight (kg/m³)	64	62
Catch		
Date	27.09.	27.09.
Individual weight (g)	44.8	45.8
Specimen/m³	3500	3700
Total weight (kg/m³)	157	170
Feeding		
Number of feeding days	44	44
Average daily ration (%)	3.51	3.24
Feed conversion (kg feed/kg gain)	1.62	1.39
Growth		
Individual weight gain (g)	27.6	29.4
Individual weight gain (%/feeding day)	2.17	2.33
Mortality (%)	~ 5	~ 5

Table 4

Chemical composition (per cent of wet weight) of trout (whole fish) at the end of the experiment

	Test group (PBM)	Control group (FB)
Dry matter	28.2	25.0
Crude protein	15.8	15.9
Crude fat	10.0	5.9
Ash	2.1	2.2

4. Discussion

50 % of fish meal in pelleted feeds for trout fry and fingerling (i.e. about 250 kg/t compound feed) may be replaced by poultry by-products meal without any difficulties or alteration of recipe and with satisfying growth and feed conversion of fish. Based on feed conversion of 1.6 kg feed/kg gain 400 kg fish meal/t trout yearlings may be economized.

Apart from this, fish meal and other animal protein sources in FB may be completely replaced by PBM without significant quality reduction if the amino acids lysine and methionine are added. Thus, all necessary raw material for FB (with the exception of amino acids and vitamins) may be taken from home sources – i.e. poultry by-products meal, dried yeast and wheat flour.

In the light of all foregoing tests with PBM it is possible to produce fish-meal-free trout diets in accordance with the recipe of Table 1 containing PBM as sole source of animal protein, in which case the admixture of methionine may be reduced to 7 g/kg and of lysine to 12 g/kg.

Summary

By further experiment lasting 44 days trout fingerlings were fed with feed containing 50 % poultry by-products meal in order to prove the possibility of using it as sole source of animal protein. Water temperature was 10–15 °C. The daily weight gain amounted to 2.17 % with a feed conversion of 1.62 kg feed/kg gain. The control group being fed with standard feed (FB) containing 51.5 % fish meal reached a daily weight gain of 2.33 % with a feed conversion of 1.39 kg feed/kg gain. Due to higher lipid content of test diet the test group reached a higher fat content than the control group (10 % compared to 5.9 %). Suggested recipe makes it possible to use poultry by-products meal in pelleted feed for trout fingerlings.

Zusammenfassung

W. STEFFENS

Weitere Ergebnisse zum vollständigen Ersatz von Fischmehl durch Geflügelabfallmehl im Forellenbrut- und -aufzuchtfutter *(Salmo gairdneri)*

In einem weiteren Versuch zum Einsatz von Geflügelabfallmehl als einziger tierischer Eiweißquelle im Forellenbrut- und -aufzuchtfutter wurden Forellensetzlinge 44 Tage lang mit einem Futter ernährt, das 50 % Geflügelabfallmehl enthielt. Bei Wassertemperaturen zwischen 10 und 15 °C erreichten die Fische einen täglichen Stückzuwachs von 2,17 % bei einem Futteraufwand von 1,62 kg/kg Zuwachs. In der Kontrollgruppe, die handelsübliches Forellenbrut- und -aufzuchtfutter mit einem Gehalt von 51,1 % Fischmehl erhielt, kamen die Fische auf einen täglichen Stückzuwachs von 2,33 % bei einem Futteraufwand von 1,39 kg/kg Zuwachs. Auf Grund des hohen Fettgehaltes des Versuchsfutters waren die damit gefütterten Forellen fetter als die Kontrollfische (10 % gegenüber 5,9 %). Für den möglichen Einsatz von Geflügelabfallmehl im Fischfutter wird eine Rezeptur in Vorschlag gebracht.

Резюме

В. СТЕФФЕНС

Дальнейшие результаты полной замены рыбной муки мукой из птицевых отходов в корма для молоди форели *(Salmo gairdneri)* и их выращивания

Проводился дальнейший опыт по применению птицевых отходов в качестве исключительного источника животного белка в корме молоди форели и для выращивания. Таким образом рыбья молодь получила в течение 44 дней рацион с содержанием 50 % муки из птицевых отходов. При температуре воды между 10 и 15 °C форели имели суточный штучный прирост от 2,17 % при затрате кормов от 1,62 кг/кг прироста. Контрольная группа получила нормальный торговленный корм для разведения форели с содержанием 51,5 % рыбной муки. Штучный прирост в сутки был 2,33 % и затрата кормов была 1,39 кг/кг прироста. Из-за высокого содержания жира в опытном корме форели отложили больше жира контроля (10 % по сравнению с 5,9 %). Предлаетая рецептура для возможного применения муки птицевых отходов как ингредиент в рыбье корме.

Literature

[1] Steffens, W.: Arch. Tierernähr. **35**, 361 (1985)
[2] Steffens, W.: Arch. Anim. Nutr. **37**, 98 (1987)

Received 6 March 1987

Address of author:

Prof. Dr. habil. W. Steffens
Institute of Inland Fisheries
Müggelseedamm 310
Berlin
DDR - 1162

СОДЕРЖАНИЕ

INHALT

ARCHIVES OF ANIMAL NUTRITION
ARCHIV FÜR TIERERNÄHRUNG

VOLUME 37 DECEMBER 1987 NUMBER 12

CONTENTS

Archives of Animal Nutrition is indexed in Current Contents/Agriculture, Biology & Environmental Sciences, and abstracted in Nutrition Abstracts & Reviews and in Chemical Abstracts.

FSC
www.fsc.org
MIX
Papier | Fördert gute Waldnutzung
FSC® C083411

Zeitfracht Medien GmbH
Ferdinand-Jühlke-Straße 7
99095 Erfurt, Deutschland
produktsicherheit@kolibri360.de